Kampo Medicine

経方理論への第一歩

著 小川 恵子

著 小川 恵子

金沢大学附属病院 漢方医学科 臨床教授

全日本病院出版会

はじめに

　本書は，漢方医学の診断に必要な知識を解説し，特に診察法について詳細に説明することによって，実際に診療に応用できることを目的としています．漢方医学では，四診による患者さんの綿密な観察が処方決定に非常に重要だからです．

　また，本書には「経方理論」への橋渡しの役割もあります．経方理論は，江部洋一郎先生によって構築されましたが，江部先生は天才で頭の回転が速いことから，『経方医学』を当初から読んで理解するのは難しい部分もあります．そのため，『経方医学』を読む前の知識を網羅したつもりです．

　後漢末（紀元前 200 年頃），張 仲景により『傷寒雑病論』が編纂され，宋代（11 世紀）に『傷寒論』と『金匱要略』に再編され，以降，数多くの注釈書が著されています．日本では，中国系伝統医学は漢方医学として独自の進化を遂げ，江戸時代には吉益東洞が万病一毒説と古方『傷寒雑病論』への回帰を掲げ，古方派が誕生しました．さらに昭和初期に入り，西洋医学と同化させるために概念の意味も変化し，口訣に基づく処方決定が主体となり，実際の臨床で容易に処方できることが重視されて発展してきました．体系として『傷寒論』を明確に説明できる理論は，江部洋一郎先生が「経方理論」を確立するまではありませんでした．

　私は，ある程度漢方医学を勉強した後，漢方医学の治療を自由自在に行うためには「概念」が重要だと感じていました．その頃、漢方医学を思考する際に用いている「概念」は論理的に曖昧であり，流派によって微妙に異なり，思考するのに限界がありました（現在使われている概念が間違っているというわけではありません）．特に現代では，高齢化や医学の進歩による医原性の病態も出現し，より複雑化する現実的な問題や疾患に取り組まなければなりません．明確に定義された概念をもたずに病態把握をし，処方の自由を得ることはできないと思っていたとき，「経方理論」に出会いました．

**　経方理論の特徴は以下のとおりです．**

① 流れを重視

　　人体の外殻と胸・心下・膈などの構造を明らかにし，気がどこで産生され，どこをどのように流れるかを具体的に示している．

② 概念の明確な定義

　　今までに曖昧に用いられることが多かった概念を明確に定義し（気血津液の定義を参照），不要な概念は使わなくても診断・治療できるように構築されている．

③『傷寒雑病論』解説による理論の証明

　『傷寒雑病論』の簡潔な条文と処方の背後に内在する生理(機能的な人体構造論)，病
　理および薬理の体系を用いて，全処方を説明できている．

④ 生薬の役割の明確化

　経方理論の薬論は，『神農本草経』と『名医別録』に基づき，しかも経方理論からみ
　た役割が具体的に明確に述べられている．

⑤ 人体の生理に則っている

　日常的にごく普通に見られる人体の生命現象から普遍的な法則を導き出している．
　例えば，胃気の上衝のように，気の循環を前提とし，どの部位でどのようにブロッ
　クされるとどのような病態になるかということを明確にしている．

　江部先生の「漢方における処方の自由は，経方理論の上にのみ可能であるというの
が，われわれの信念である．」という言葉に，私は付け加えたいと思います．

　なぜその漢方治療をするのかについて，きちんとした説明ができる理論を手に入れ
ることができれば，他の分野の専門家ともっと協力できるようになるでしょう．経方
理論は，そのような横断的な関係を築くための理論になるでしょう．そして，この方
向性こそがより多くの患者さんの役に立つでしょう．

　また，巻末では，主要な処方の使い方のポイントと，各会社による構成生薬の量の
相違，処方する際に知っておくと良い研究結果をまとめました．文量が多くなってし
まっているため，必要最小限にとどめましたが，ご自分でほかの処方についても同様
にまとめてみても良いかもしれません．

　最後に，この本を書くにあたって，ご指導頂いた故江部洋一郎先生，諸先生方，秘
書の皆さん，金沢大学漢方医学科の皆さん，予定よりも時間がかかったにもかかわら
ず優しく見守り，校正して下さった出版社の方々，そしていつも温かく見守ってくれ，
挫折しそうなときには叱咤激励してくれる家族や友人に感謝申し上げます．

2020 年 5 月

小川　恵子

Kampo Medicine
経方理論への第一歩
Contents

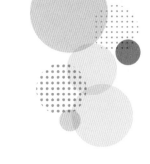

執筆者

小川　恵子

金沢大学附属病院漢方医学科，臨床教授

Kampo Medicine
経方理論への第一歩

0-1 漢方医学的診察とは

　漢方医学的診察とは何をするのか，何のために行うのでしょうか．もちろん，診断と治療を行うためです．漢方医学的診察は，五感をフルに使って行います．しかし，初めから完璧に行えるわけではなく，診察のポイントを学んで実践しなければ，その診察を診断に結び付けることができません．学んだ後に実践し，経験に基づく観察力や判断力を育成することによって完成するのです．

　漢方医学的診察を学ぼうとする場合，初心者は，比較的わかりやすい問診から始めると良いかもしれません．そのうえで，ほかの診察法を，診察経験を重ねることによって身に付ければ，より早く楽しく観察力や判断力を養うことができます．漢方医学的診察を初めからできる人はいませんし，勘が鋭いとか，運，感覚的な当てずっぽうで行うものではありません．

　本書では，漢方医学的診察を「四診」という4つのステップに分けて解説します．視覚による「望診」，聴覚と嗅覚による「聞診」，患者から病状や自覚症状を聴く「問診」，そして患者に手を触れて診察することによる「切診」の4つです．これらの診察をもとに判断し，診断・治療を行うのです．

1) 外観を見る

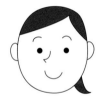

まずは，ぱっと見た感じから

2) 声を聞く，香りを感じる

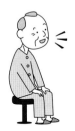

声の大きさは？

3) 尋ねる

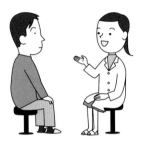

問診して，
情報をつかみます．

4) 身体に触れて感じる

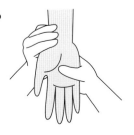

脈を診るほかに，
皮膚の感触や浮腫の有無
も診ます．

診断する

総合的に判断します．

0-2 四診の順番

　では，実際の診察はどのように行われるのでしょうか．その流れを**表1**に示します．

　赤字は特に漢方医学的診察に特有の診察法です．

表1▼四診（望聞問切）

望診	視覚による情報収集 動作・歩行の様子，眼光，顔色，皮膚，爪，頭髪，口唇・歯齦，**舌診**
聞診	聴覚と嗅覚による情報収集 言語・音声，咳嗽・呼吸音，腸蠕動音，動脈雑音，便臭，尿臭と色調
問診	病歴，自覚症状
切診	身体に触れることによる情報収集 触診（四肢，腰背部，皮膚，冷え，熱感，浮腫），**脈診，腹診**

　四診それぞれの診察の際のポイントを次の章から細かく解説していきます．

0-3 知っておくべき漢方医学的概念

　漢方医学的診断をする際には，ここで解説する概念が必要となります．
虚実，陰陽，寒熱，気血水，五臓についてお話しします．

A. 虚　実

　虚実というと，どんなイメージを持ちますか？

　虚というと，弱々しいイメージ，実というと強いイメージではないで
しょうか．大まかに2種類の定義についてお話しします．

1. 虚と実を別の尺度と考える場合

　虚実は「邪気盛んなれば実，精気奪すれば虚」と定義されます．つまり，
以下の状態を表します．

虚：精気（生気：生命力・抵抗力）が不足し，局所的または全身的に生体機
　　能が減弱した状態．⇨**補うべき状態**

実：邪気が旺盛であり，邪正闘争つまり抗病反応が局所的または全身的に
　　過剰である状態．⇨**瀉すべき状態**

　この考え方では，理論的には，虚の中に実がある場合もあれば，実の中
に虚がある場合もあります．つまり，全身的に正気が衰えた「虚」の状態
にある高齢者であっても，急性副鼻腔炎のような邪気（感染）があると，抗
病反応が過剰になり，部分的に「実」の状態となります．また，がん患者
の抗癌剤治療後は，食欲不振などで全体的には「虚」の状態となっても，
腫瘍は「実」で，転移，浸潤，出血などを起こします．虚と実が同時に存
在することはあり得るわけです．

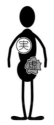

2. 虚実をおなじ尺度の両極と考える場合

　虚実は，江戸時代中期から昭和初期には，しばしば対極にあると定義されるようになりました．そのため，「虚実中間」が存在することになりました．さらに，虚実を，体力の有無ととらえる考え方が出現しました．この考え方の長所は，脈がよくわからない，見た目で判断する時間しかない，とりあえず漢方薬を便宜上簡単に使い分けたい，といった場合には，簡便に処方を選択する基準となることです．短所は，虚実が「補瀉」という治療の選択条件には結びつかないうえ，虚実が同時に存在することはあり得ないという考えのため，実際の人体の複雑な状況は理解できなくなってしまう点です．

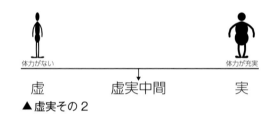

▲ 虚実その 2

　どちらが良いのかは，自分で選んでください．

　1. の虚と実を把握できれば，虚を補い，実を瀉することができます．短い診察時間で患者さんをぱっと見で判断して処方をするには，2. が向いています．本書では，特に記載がない限り，1. の定義を用います．

B. 陰証と陽証

　陰証と陽証とは，何か生体にストレスなど外乱因子が加わった場合に惹起される2タイプの修復反応の性質です（**表2**）．

表2▼陰陽

陰　証	陽　証
非活動性	活動性
沈降性	発揚性
寒性	熱性

　陽証とは邪正闘争のために気を高めることができる状態を示し，陰証とは邪正闘争のために気を高めることができない状態を示します．つまり，風邪をひいて発熱している状態が陽証で，だるくなり寝込む状態が陰証です．

C. 寒　熱

　生体が寒性か熱性かを局所的に認識する方法です（**表3**）．熱の偏在（一部が熱く，一部が冷えている）は，気血の巡りが悪いことが原因である場合が多いのです．また，全身的に寒性である場合には，気血や陽気が虚しているので補うべきであり，逆に全身的に熱性の場合は，陽気が過剰であるため瀉さねばなりません．

表3▼寒熱

寒　証	熱　証
蒼白	充血・紅潮
冷感	熱感
四肢・腰背部の寒気	胸やけ・口臭・口苦
温かい湯茶を好む	冷水を好む
分泌物・排泄物の色が薄く，臭いが少ない	分泌物・排泄物の色が濃く，臭いが強い

D. 気血水

　簡単にいうと，生命の基本になる生命活動の根源的エネルギーを「気」，生体の構造を維持する赤色のものを「血」，同じく生体の構造を維持する無色のものを「水」とした理念が気血水です．水のうち，機能を持ったものを津液もしくは陰液と呼びます(**表4**).

表4▼気血水の概念

気：生命活動を営む根源的エネルギー
血：生体を物質的に支える赤色の液体
水：生体を物質的に支える無色の液体(津液)
気：生体の機能を保つ
血水：生体の構造を保つ

　経方理論から，さらに詳しく気血水を定義したのが**表5**です．

　広義の血は拍動し，温かく流れる水と血を意味し，つまり，狭義の気と狭義の水(津液)と狭義の血が合わさったものを示します．また広義の気は，温かく流れる水を意味し，狭義の気と狭義の水(陰液もしくは津液)を示します．つまり，気は単独では循環することができず，循環するには血や水(津液)の流れに乗じなければならないのです．

表5▼広義の血と広義の気

広義の血(拍動し，温かく流れる水と血) ＝狭義の気＋狭義の水(津液)＋狭義の血
広義の気(温かく流れる水) ＝狭義の気＋狭義の水(陰液もしくは津液)

　気血水の異常を**表6**に示します．

表6▼気血水による病態認識

気の異常	気虚：気の量の不足 気逆：気の偏在，上逆 気鬱：気の滞り
血の異常	血虚：血の量の不足 瘀血：血の滞り
水の異常	水滞：水の偏在と滞り 陰虚：陰液の不足

E. 五　臓

　五臓とは，宇宙の森羅万象が木火土金水の5つの成分から成り立ち互いに関連し合っているという五行論の影響で成立した概念です．**図1，2**に示すように木火土金水の五行に肝心脾肺腎の五臓が相当し，各々が独立して存在するのではなく，関係し合って相生相克関係を形成します．相生関係から考えると，風邪をひきやすく(肺虚)，疲れやすい(腎虚)場合には，肺を補うことにより，肺の子である腎が補われ，疲労しにくくなるという結果が得られます．このように，漢方では治療により五臓全体の状態が改善すると考えられます．

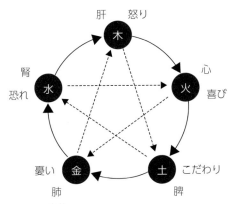

図1▲五臓

五行	五臓	五腑	五窮	五体	五志	五色
木	肝	胆	眼	筋	怒	青
火	心	小腸	舌	血脈	喜	赤
土	脾	胃	唇	肌肉	思	黄
金	肺	大腸	鼻	皮毛	憂	白
水	腎	膀胱	耳	骨髄	恐	黒

図2▲五臓色体表

〈五臓の解説〉

1. 肝と胆

「肝は血を蔵し，血は魂を舎す」(『霊枢』本神)

「肝は将軍の官，謀慮出ず」(『素問』霊蘭秘典論)
※肝は積極的に物事を処理する能力がある

「胆は中正の官，決断出ず」(『素問』霊蘭秘典論)

肝の働き

①疏泄
　気の巡りをスムーズにして精神活動を安定させます.
　血水の流れを正常に保つ→新陳代謝消化吸収の促進，規則的月経
②蔵血
　全身に栄養を補給，関節・骨格筋の働きを円滑にし，安眠を促します.

胆の働き

①疏泄：精神，情緒の安定を維持
②特に，「決断」「勇気」を主る.

経方理論では

①胆が気の疏泄・収斂を行い，それによって肝が血の疏泄・蔵血を行っている，と考えます.
②さらに，膈は胆気の疏泄・収斂作用を増幅し，膈の開閉によって気の出入りを調節しています.

2. 心と小腸

「心は神を蔵す」(『素問』 調経論)
※心がなくなれば死ぬ

「心は君主之官，神明出ず」(『素問』霊蘭秘典論)

「神は陽中の陽」(『素問』金匱真言論)

「諸痛痒瘡は，皆心に属す」(『素問』至真要大論)

「小腸は受盛の官，化物出ず」(『素問』霊蘭秘典論)

心の働き

①血脉を主る.
②神志を主る：判断，推理を行う精神作用

小腸の働き

①受納
②泌清別濁：精華物質を再吸収し脾に運び(泌清)，排泄物の水分を腎に，
　有形物を大腸に運びます(別濁).

3. 脾と胃

「脾は営を蔵す」(『素問』 調経論)

「脾は身の肌肉を主る」(『素問』痿論)

「脾胃は倉廩之官，五味出ず」(『素問』霊蘭秘典論)

「胃は水穀の海となし，五臓を滋す」（『素問』六節蔵象論）

「脾は甘を欲す」（『素問』五蔵生成論）

「諸湿腫満は，皆脾に属す」（『素問』至真要大論）

脾の働き

①運化を司る：食べ物を消化吸収し，水穀精微を作り，全身に栄養を送り，
　水の代謝を調節します．
②統血を主る．
③四肢と筋肉を主る．

胃の働き

①飲食物の受納
②水穀の腐熟（消化）
③通降（小腸・大腸への排泄）

経方理論では

　「人に胃の気なきを逆と曰う．逆なる者は死す」
　（『黄帝内経素問』平人気象論篇第十八）
という考え方から，『傷寒論』における邪正闘争を担う「正気」は胃気であ
り，脾・肌は，いつでも利用可能な形で胃気を蓄えるところと考えます．

4. 肺と大腸

「肺は気の本，魄の処なり」(『素問』六節蔵象論)
※魄は，肉体，肉体的生命を主る活力

「肺は相傳の官，治節出ず」(『素問』霊蘭秘典論)

「肺の志は憂」(『素問』陰陽応象大論)

「肺は辛を欲す」(『素問』五蔵生成論)

肺の働き

①気と呼吸を主る：気の昇降出入りを調節して血流を調節・宗気の生成
②宣散と粛降(通調水道)
　宣散：肺気の向上・向外(濁気の呼出，水穀精微を全身に→汗)
　粛降：肺気の向下・向内(気を吸入，水穀精微を臓腑に→尿)
③百脈の集合するところ

大腸の働き

　糟粕の伝導を主る.
①消化した水穀中の水分を分離
②廃物を排泄

5. 腎と膀胱

「腎は精を蔵す，精は志を舍す」(『霊枢』)

「腎は作強之官，技巧出ず」(『素問』霊蘭秘典論)
※作業能力に優れているということ．腎は精巧な能力を出し，全身の機
　能を強くする

「腎は水蔵なり」(『素問』痿論)

腎の働き

①蔵精(先天の本)：成長・発育・生食を促進．骨を滋養し，脳に通じる．
　歯は骨のあまり
②水を主る．

膀胱の働き

①尿の貯蔵と排泄

　望診には，大まかな診断を行うための直感的な認識も含まれます．

　例えば，初対面の人に会うと，まずその人の顔色や表情を見ると思います．「この人は顔色が良くて，動きも機敏で，元気そうだ」「眼光がするどいなぁ」「姿勢も良くなくて，何となく疲れている感じがする」など，その人の「見た目」から，無意識に多くの情報を得ているのです．さらに，漢方医として経験を積むと，患者さんの顔色を見ただけで何かいつもと違うということや，場合によっては病態までわかるものです．望診に続いて，聞診，問診，切診と進めていくことで，患者さんの病態に迫っていくことができるのです．

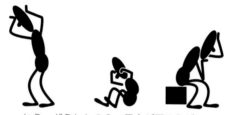

ねえ，どうしたの？　具合が悪そうだね.

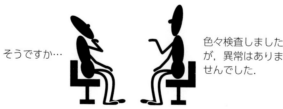

そうですか…　　　　　　　　　　　　　　　　　　色々検査しましたが，異常はありませんでした.

▲ 「具合」とか「体調」って何？

1-2 望診を構成する要素とその表現

「望んでこれを知るを神という」

　望診とは，視覚による情報収集です．古典には，望診のみで診断できるようになれば名医だと言われています．ですから，望診は診察の根本です．

　観察すべき要素は，動作・歩容，眼光，顔色，皮膚，爪，頭髪，口唇・歯齦，舌です．このうち舌診は漢方医学に特徴的なものです．

　また，望診で寒熱をとらえることも大切です．

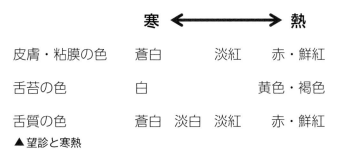

	寒 ⟵⟶ 熱		
皮膚・粘膜の色	蒼白	淡紅	赤・鮮紅
舌苔の色	白		黄色・褐色
舌質の色	蒼白　淡白	淡紅	赤・鮮紅

▲望診と寒熱

第一印象

　第一印象が大切ですが，言語化するのは難しいものです．元気がなさそう，イライラしている感じ，何かくすんだ印象，影が薄いなど何となくの印象をカルテに記載するのも役立ちます．

動　作

　緩慢であるか，振戦やふらつきはないか，パーキンソン病などの神経内科的な異常はないか，などを観察します．歩行の速度や歩き方を診ます．

顔　色

　全体的な顔色，皮膚の状態，湿潤，乾燥，顔色の色むらを診ます．女性

の場合は，化粧に非常に左右されるので，頸部の皮膚との差を観察することも必要です．以下の基本の5色は，伝統的に眉間で診るとされています．顔色で異常のある臓がわかります．さらに，部位によっても診ることができます（**図1**）．

赤：心　心火の亢進
青：肝　特に側頭部の静脈が目立つなど
黄：脾
白：肺
黒：腎

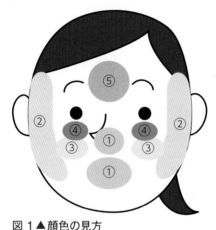

① 胃　　赤　　　　胃熱
　　　　あれ　　　胃の陰虚

② 肝　　青　　　　肝欝

③ 陰虚上亢　　　ピンク
　（特に高齢者）

④ 目の下のくま　　瘀血

⑤ 眉間で基本の顔色を診る

図1▲顔色の見方

髪・爪

　髪と爪は「血余」と言われ，血虚が現れやすい部分です．髪の毛につやがない，抜け毛が多い，爪が割れやすい，などは血虚の症状になります．

舌　診

　舌は粘膜としては観察しやすいため，漢方医学では舌診が発達してきたと考えられています．舌は，舌そのものの性質である舌質と，舌表面にある舌苔に分けて表現，分析します．

　また，この際に歯齦の色も参考にします．

1. 舌全体の観察

　偏位や振戦がないか，出し方が少なくないか，などを見ます．警戒心があると，少ししか舌を出さなかったりします．

2. 舌質の観察

色調：淡白紅，正常紅，紅色，暗赤色
形態：腫大，歯痕，亀裂

3. 舌苔の観察

　舌苔は体内の津液の過多・不足と，胃の状態を表していると考えられています．
色調：白苔，白黄苔，黄苔，黒苔，無苔
性状：湿潤，乾燥，地図状，鏡面舌，腻苔

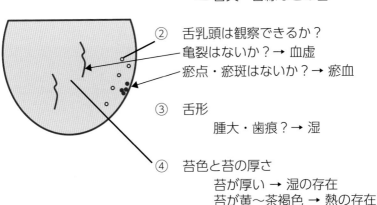

① 色の分布は？
　　　全体的な色
　　　舌尖・舌縁などの色

② 舌乳頭は観察できるか？
　亀裂はないか？→ 血虚
　瘀点・瘀斑はないか？→ 瘀血

③ 舌形
　　腫大・歯痕？→ 湿

④ 苔色と苔の厚さ
　　苔が厚い → 湿の存在
　　苔が黄〜茶褐色 → 熱の存在
　　黒 → 過度の陰液の不足

図2▲舌診のポイント

　舌診から，①気血水の病態と②五臓の病態がわかります．

▼おおまかに舌診からわかること

1. 気血水の病態を判断する
   気虚：淡白紅，腫大，地図状舌
   血虚：鏡面舌，亀裂
   瘀血：暗赤色，舌深静脈怒張
   水滞：腫大，歯痕
2. 五臓の病態を判断する（図2）

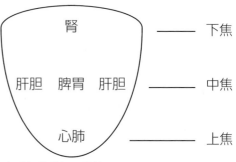

▲舌と臓腑との関係

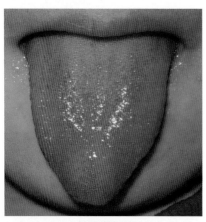

▲正常な舌

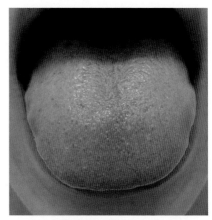

▲淡白，腫大，歯痕

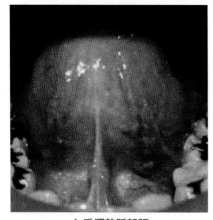

▲舌深静脈怒張

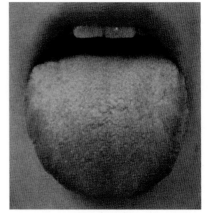

▲暗赤色

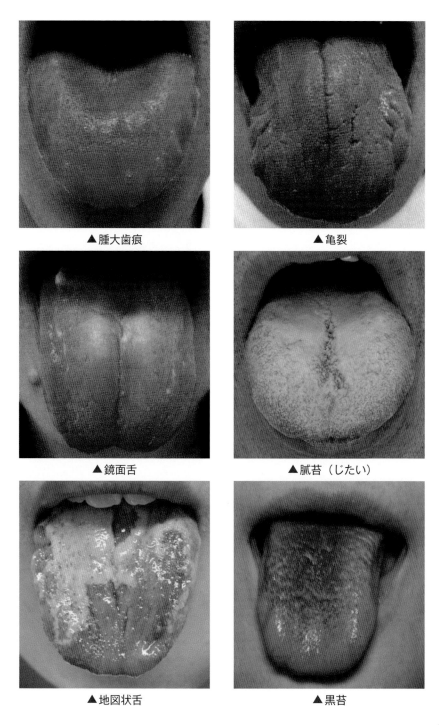

▲腫大歯痕

▲亀裂

▲鏡面舌

▲膩苔（じたい）

▲地図状舌

▲黒苔

その他

- 外科手術や外傷などは，組織の破壊を伴うので，**血虚**と扱います．
- 皮膚が湿潤している場合や創傷周囲に浮腫が著明な場合は，**湿**があると判断します．
- 創傷や皮膚炎によるケロイドなどの過形成や色素沈着・組織の変性，軽くぶつけてもアザになりやすい，毛細血管拡張(漢方医学では細絡と呼びます)があれば，**瘀血**があると判断します．
- 暗赤色の充血や，鮮血の出血傾向（鼻血が出やすいなど）は**血熱**と判断します．

2-1 聞く，とは？

「聞」には，声を聞く，においを嗅ぐ，という意味があります．
　ですから，聞診とは，聴覚と嗅覚による診察法のことです．患者さんの
発する声，咳，においなどで情報を察知する診断方法です．

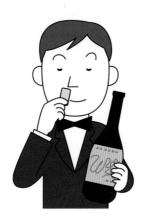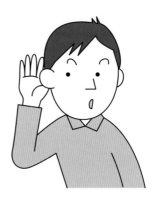

2-2 聞診の要素とその表現

声

　張りがあって大きい声が出せるということは，気が十分にあるということ，声に力がなくて弱々しい，長く話していると疲労感を感じるのは気が不足していると理解します．また，ため息が多い場合には気の巡りの異常が考えられます．

呼　吸

　咳嗽や喘鳴が強い場合には実(病邪が実しているという意味です)，息切れしたり，呼吸が浅い場合には，肺気の虚があると理解します．また，痰が絡んでいるか，喀出しやすいかによって，痰飲(5-4 血水(津液)の生薬(p.55)参照)の程度を知ります．

心　音

　聴診を含みます．心雑音などがないか聴診します．

口臭・便臭

　嗅覚を用いた診察になりますが，実際のにおいを嗅ぐ機会は現在では少なく，問診で補います．
　口臭が強い場合には，胃に熱がある，もしくは食積があることを示します．これが主訴になることもありますが，その場合には精神的ににおいに過敏な場合も含まれるので，よく問診することも大切です．

3-1 何を尋ねるのか？

　現代医学的診察と共通する部分は，飲酒や喫煙などの生活歴，主訴とその発症時期，発症したきっかけ，現在までの症状の変化です．症状が急性の場合と，慢性の場合では，治療法が異なるからです．その他，表に示したように，全身状態にかかわるような問診を行います．

　漢方医学的診察をする際には，非常に重要です．当科では，以下のような質問票を用いています．

一文字ずれている質問は，その先頭の質問が「いいえ」以外のときのみお答えください.

生　活	タバコを吸う 　1日あたり何本吸いますか？ 　以前吸っていたがやめた	(いいえ，はい) (10本以下，11〜20本， 21〜39本，40本以上) (いいえ，はい)
	お酒を飲む	(いいえ，すこし，はい，非常に)
	食物アレルギーがある 　それは何ですか？	(いいえ，はい)
一般・気分	体がだるい	(いいえ，すこし，はい，非常に)
	体が重い 　体全体が重い 　足腰が重い	(いいえ，はい) (いいえ，すこし，はい，非常に) (いいえ，すこし，はい，非常に)
	気力がない	(いいえ，すこし，はい，非常に)
	集中力がない(例えば，新聞を読むこと，テレビを見ることなどに)	(いいえ，すこし，はい，非常に)
	疲れやすい	(いいえ，すこし，はい，非常に)
	風邪をひきやすい	(いいえ，すこし，はい，非常に)
	気分が落ち込む，憂うつになる，または絶望的な気持ちになる	(いいえ，すこし，はい，非常に)
	怒りっぽい	(いいえ，すこし，はい，非常に)
	そわそわして落ち着かず，いつもよりも動き回ることがある	(いいえ，すこし，はい，非常に)
	ちょっとしたことに驚きやすい	(いいえ，すこし，はい，非常に)
	物事に対して興味がない，または楽しめない	(いいえ，すこし，はい，非常に)
	自分はダメな人間だ，人生の敗北者だと気に病む	(いいえ，すこし，はい，非常に)
	他人が気づくくらいに動きや話し方が遅くなる	(いいえ，すこし，はい，非常に)
	忘れっぽい	(いいえ，すこし，はい，非常に)
	症状が時間によっていろいろ変わる	(いいえ，すこし，はい，非常に)

睡　眠	眠れない 　寝つきが悪い 　眠りが浅い 　朝早く目が覚める	(いいえ，すこし，はい，非常に) (いいえ，すこし，はい，非常に) (いいえ，すこし，はい，非常に) (いいえ，すこし，はい，非常に)
	昼間に眠くなる(特に食後など)	(いいえ，すこし，はい，非常に)
	寝起きが悪い	(いいえ，すこし，はい，非常に)
	眠りすぎる	(いいえ，すこし，はい，非常に)
	夢を見やすい	(いいえ，すこし，はい，非常に)
関　節	関節が痛い 　どの部分ですか？ 　関節が腫れたり，熱をもつ 　関節痛が月経と関係ある(女性のみ) 　関節に水がたまる 　膝が痛んで正座できない	(いいえ，はい) (手指，足指，足首，手首，膝， 　肘，股，首) (いいえ，すこし，はい，非常に) (いいえ，すこし，はい，非常に) (いいえ，すこし，はい，非常に) (いいえ，すこし，はい，非常に)
	腰が痛い	(いいえ，すこし，はい，非常に)
	肩甲骨の間が痛む，張る	(いいえ，すこし，はい，非常に)
	胸が痛む	(いいえ，すこし，はい，非常に)
	手が痛い 　手のしびれを伴う 　冷えを伴う 　手がむくむ	(いいえ，はい) (いいえ，すこし，はい，非常に) (いいえ，すこし，はい，非常に) (いいえ，すこし，はい，非常に)
	足が痛い 　しばらく歩くと痛くなり，休むとおさまる 　足のしびれを伴う 　冷えを伴う 　足がむくむ	(いいえ，はい) (いいえ，すこし，はい，非常に) (いいえ，すこし，はい，非常に) (いいえ，すこし，はい，非常に) (いいえ，すこし，はい，非常に)
便　通	下痢しやすい 　朝方に下痢しやすい 　水のような下痢である 　腹痛を伴う	(いいえ，はい) (いいえ，すこし，はい，非常に) (いいえ，すこし，はい，非常に) (いいえ，すこし，はい，非常に)
	便秘しやすい 　便が硬い 　排便は何日に1回ですか？	(いいえ，はい) (いいえ，すこし，はい，非常に) (　　　　　)日に1回
	痔がある	(いいえ，すこし，はい，非常に)
小　便	尿の回数が多い	(いいえ，すこし，はい，非常に)
	尿の回数が少ない	(いいえ，すこし，はい，非常に)
	尿の量が少ない	(いいえ，すこし，はい，非常に)
	残尿感がある	(いいえ，すこし，はい，非常に)
	夜間尿がある	(いいえ，すこし，はい，非常に)
食　欲	食欲がない	(いいえ，すこし，はい，非常に)
	食欲がありすぎる	(いいえ，すこし，はい，非常に)
	物の味がわからない	(いいえ，すこし，はい，非常に)
	最も好きな味はどれですか？	(甘い，塩辛い，酸っぱい，苦い， 　辛い)

発汗	汗をかきやすい	(いいえ，すこし，はい，非常に)
	特に首から上に汗をかく	(いいえ，すこし，はい，非常に)
	汗はさらっとしている	(いいえ，すこし，はい，非常に)
	汗はべたっとしている	(いいえ，すこし，はい，非常に)
	汗をかくと冷える	(いいえ，すこし，はい，非常に)
	寝汗をかく	(いいえ，すこし，はい，非常に)
	手のひらや足のうらに汗をかきやすい	(いいえ，すこし，はい，非常に)
寒熱	暑がりである	(いいえ，すこし，はい，非常に)
	寒がりである	(いいえ，すこし，はい，非常に)
	手が冷える	(いいえ，はい)
	手が冷えると，指先が紫になる	(いいえ，すこし，はい，非常に)
	冷えるのはどこですか？	(手の甲，手のひら，手先)
	手が冷えると，指先が白くなる	(いいえ，すこし，はい，非常に)
	足が冷える	(いいえ，はい)
	冷えるのはどこですか？	(足の甲，足のうら，足先，足首)
	手のひらがほてる	(いいえ，すこし，はい，非常に)
	足のうらがほてる	(いいえ，すこし，はい，非常に)
	顔にのぼせがくる	(いいえ，すこし，はい，非常に)
	長風呂が好き	(いいえ，すこし，はい，非常に)
口舌	口が苦く感じる	(いいえ，すこし，はい，非常に)
	口内炎ができやすい	(いいえ，すこし，はい，非常に)
	のどが乾き，水分を取りたい	(いいえ，すこし，はい，非常に)
	のどが乾くが，水分は取りたくない	(いいえ，すこし，はい，非常に)
	のどはそんなに乾かないが，つい水分を取ってしまう	(いいえ，すこし，はい，非常に)
	口の中が乾く	(いいえ，すこし，はい，非常に)
	冷たいものが好き	(いいえ，すこし，はい，非常に)
	温かいものが好き	(いいえ，すこし，はい，非常に)
	口の中がねばる	(いいえ，すこし，はい，非常に)
	唇が割れる	(いいえ，すこし，はい，非常に)
	唾が多い	(いいえ，すこし，はい，非常に)
頭	頭痛がする	(いいえ，はい)
	ズキズキと脈をうつ頭痛である	(いいえ，すこし，はい，非常に)
	発作の前に予感がある	(いいえ，すこし，はい，非常に)
	しめつけられるようなキリキリした頭痛である	(いいえ，すこし，はい，非常に)
	頭に重しをのせられたような頭痛	(いいえ，すこし，はい，非常に)
	頭痛の頻度は？	(年に数回，月に数回，週に数回，日に数回)
	頭痛の部位は？	(前額部，こめかみ，耳の後ろ，頭頂部，目の奥，後頭部)
	頭痛と月経に関係がある（女性のみ）	(いいえ，すこし，はい，非常に)
	吐き気や嘔吐がある	(いいえ，すこし，はい，非常に)

頭 (つづき)	天候に左右されやすい	(いいえ，すこし，はい，非常に)
	人混みに出ると痛む	(いいえ，すこし，はい，非常に)
	肩がこると頭痛がする	(いいえ，すこし，はい，非常に)
	寒いと頭痛がする	(いいえ，すこし，はい，非常に)
	光に敏感	(いいえ，すこし，はい，非常に)
	頭が重い	(いいえ，すこし，はい，非常に)
	肩がこる	(いいえ，すこし，はい，非常に)
	首がこる	(いいえ，すこし，はい，非常に)
	歯ぎしり	(いいえ，すこし，はい，非常に)
顔・目・耳	目が疲れる	(いいえ，すこし，はい，非常に)
	まぶしい	(いいえ，すこし，はい，非常に)
	目がかすむ	(いいえ，すこし，はい，非常に)
	目が充血しやすい	(いいえ，すこし，はい，非常に)
	目が乾燥しやすい	(いいえ，すこし，はい，非常に)
	めまいがする	(いいえ，はい)
	寝ていてもめまいがする	(いいえ，すこし，はい，非常に)
	立ちくらみがする	(いいえ，すこし，はい，非常に)
	乗り物酔いしやすい	(いいえ，すこし，はい，非常に)
	鼻水が出る	(いいえ，すこし，はい，非常に)
	耳鳴りがする	(いいえ，すこし，はい，非常に)
	耳が聞こえにくい	(いいえ，すこし，はい，非常に)
	鼻血が出る	(いいえ，すこし，はい，非常に)
	鼻がつまりやすい	(いいえ，すこし，はい，非常に)
	においがよくわからない	(いいえ，すこし，はい，非常に)
	のどに物がつかえているようだ	(いいえ，すこし，はい，非常に)
むくみ	朝起きると手がこわばる	(いいえ，すこし，はい，非常に)
	むくみやすい	(いいえ，すこし，はい，非常に)
	しびれや感覚の鈍いところがある	(いいえ，すこし，はい，非常に)
	しもやけができる	(いいえ，すこし，はい，非常に)
血	手足がかさつく	(いいえ，すこし，はい，非常に)
	爪が割れる	(いいえ，すこし，はい，非常に)
	皮膚が乾燥する	(いいえ，すこし，はい，非常に)
	じんましんが出る	(いいえ，すこし，はい，非常に)
	軽くぶつけてもアザになる	(いいえ，すこし，はい，非常に)
	髪の毛がよくぬける	(いいえ，すこし，はい，非常に)
	よく皮膚が荒れる	(いいえ，はい)
	どの季節でですか？	(春，夏，秋，冬)
	赤くなる	(いいえ，すこし，はい，非常に)
	かゆみがひどい	(いいえ，すこし，はい，非常に)
	あとが残りやすい	(いいえ，すこし，はい，非常に)
	目の下にくまができやすい	(いいえ，すこし，はい，非常に)

胸・腹	胸がつまった感じがする	(いいえ, すこし, はい, 非常に)
	深呼吸しにくい	(いいえ, すこし, はい, 非常に)
	咳き込みやすい	(いいえ, すこし, はい, 非常に)
	動悸がする	(いいえ, すこし, はい, 非常に)
	ゲップが出る	(いいえ, すこし, はい, 非常に)
	吐き気がする	(いいえ, すこし, はい, 非常に)
	肋骨の下の部分のお腹が重苦しい	(いいえ, すこし, はい, 非常に)
	腹痛がある 　部位は？	(いいえ, はい) (みぞおち, おへその周り, 脇腹, 下腹部)
	腹が張る	(いいえ, すこし, はい, 非常に)
	腹がゴロゴロなる	(いいえ, すこし, はい, 非常に)
	時間によって症状がいろいろ変わる	(いいえ, すこし, はい, 非常に)
月経 （女性のみ お答えくだ さい.）	おりものがある	(いいえ, すこし, はい, 非常に)
	閉経している 　手術によるものですか？	(いいえ, はい) (いいえ, はい)
	月経不順である 　周期が1週間以上ずれる	(いいえ, はい) (いいえ, はい)
	月経前にイライラする	(いいえ, すこし, はい, 非常に)
	月経に関連した腹痛がある	(いいえ, すこし, はい, 非常に)
	月経が2〜3日で終わる	(いいえ, はい)
	月経に塊が混じる	(いいえ, はい)
	月経量が多い	(いいえ, はい)
	月経量が少ない	(いいえ, はい)
現在の状況	主な症状はひどい時を100とするとどのくらい良くなったか. 線の上に印をつけてください. 0　　　　　　　　　　　　　　　　　　　　　　100 　　　　　　　　　　　　　　　　　(10 cm として VAS を測る)	

3-2 問診からわかること

　下記に，例に示した問診票の項目から，原則的に考えられる病態を示します．

一般・気分

- 体がだるい，気力がない，疲れやすい，風邪をひきやすい：正気の虚
- 集中力がない(例えば，新聞を読むこと，テレビを見ることなど)，ちょっとしたことに驚きやすい，忘れっぽい，(＋睡眠障害)：胆気不足
- 体が重い：気血水の巡りが障害されている．特に足腰が重い場合には，風湿もしくは腎虚を示唆
- 気分が落ち込む，憂うつになる，または絶望的な気持ちになる，怒りっぽい，そわそわして落ち着かず，いつもよりも動き回ることがある，物事に対して興味がない，または楽しめない，自分はダメな人間だ，人生の敗北者だと気に病む，他人が気づくくらいに動きや話し方が遅くなる：気鬱

睡　眠

　眠れない場合，本当に睡眠障害なのかも含めて問診するため，寝つきが悪いのか，眠りが浅いのか，朝早く目が覚めるのかを聞きます．

- 集中力がない，ちょっとしたことに驚きやすい，忘れっぽい，睡眠障害：胆気不足
- 夢を見やすい：心の異常

関　節

　関節のどの部分が痛いのかを聞くことは重要です．

- 肩甲骨の間が痛む，張る：気の巡りの異常(気鬱)

便　通

- 下痢しやすい：寒が多く消化管が冷えています.
- 水様下痢：湿が原因
- 便秘しやすい，便が硬い，便が臭う：裏熱，清熱瀉下剤の適応.

小　便

- 夜間尿：腎陽虚が多い，代表的な方剤は八味丸など

食　欲

　脾胃の機能との関連のみでなく，味との関連から五臓の異常も推察します(五臓色体表：0-3 知っておくべき漢方医学的概念(p.9)図2参照).

発　汗

　汗をかきやすいのは，自汗と呼び，表虚すなわち衛気の不足，陽虚，もしくは陰虚の場合があります. 他の所見から勘案して，方剤を決定します.

寒　熱

　暑がりであるか，寒がりであるかは，寒熱を知るうえで大いに参考になります.
　手足が冷える場合には，部位が大切です. 手足の甲，手掌と足底，手足先，足首のうち，どの部分が冷えるのかを聞きます.

- 手足の甲：後通の衛気の不足もしくは滞り
- 手掌，足底：前通の衛気の不足もしくは滞り
- 手足先：冷えると白くなるならば，血が指先まで到達していないことを示し，紫ならば環流が悪いこと，すなわち瘀血を示唆します. しもやけができやすいかどうかも聞きます. 代表的な方剤は，当帰四逆加呉茱萸生姜湯です.

- 足首：足首は湿が滞りやすいとされ，水滞を示します．
- 手掌，足底がほてる：陰虚

□　舌

- 口内炎ができやすい：心火上炎が多いですが，脾虚によって口腔粘膜が脆弱になったり，湿により浮腫がある場合もあります．
- のどが乾き，水分を取りたい：裏に熱があるので，清熱剤の処方を検討します．
- のどが乾くが，水分は取りたくない：裏寒か湿熱が内部に滞っていることを示唆します．
- 冷たいものが好き：裏に熱がある，もしくは陰虚により陽気が相対的に過剰であることを示します．
- 温かいものが好き：裏寒

頭　痛（頭の一部）

- 頭に重しをのせられたような頭痛：頭冒感とも言います．気が頭部付近に滞っていることを示唆します．
- 天候に左右されやすい：水滞が主体の場合が多い．代表方剤は五苓散
- 寒いと頭痛する：裏寒

顔・目・耳

- 目が疲れる：肝の異常
- まぶしい，乗り物酔いしやすい：水滞
- 目が充血しやすい：肝陽上亢，もしくは心が亢進しています．
- 目が乾燥しやすい：陰虚
- 耳鳴：ストレスが多い場合には，肝陽上亢が多い．高齢者は陰虚陽亢が多いです．
- のどに物がつかえているようだ：気鬱もしくは気逆など，気の滞りが頭頸部にある場合

血

- 手足がかさつく，爪が割れる，皮膚が乾燥，髪の毛がよく抜ける，よく皮膚が荒れる，あとが残りやすい：血虚
- 軽くぶつけてもアザになる，目の下にクマができやすい：瘀血

胸・腹

- 胸がつまった感じがする，深呼吸しにくい，ゲップが出る：気鬱
- 咳き込みやすい，動悸がする，吐き気がする：気逆

月　経

- おりものがある：希白は虚寒，黄色粘稠は湿熱を示唆
- 月経不順，月経前にイライラする：瘀血のみでなく，肝の疏泄の異常を兼ねる場合が多い
- 月経に関連した腹痛がある：月経開始によって改善する場合は瘀血の場合が多く，月経中の腹痛が強い場合には気血の虚がある場合が多い
- 月経が2〜3日で終わる，月経量が少ない：血虚
- 月経に塊が混じる：瘀血
- 月経量が多い：血熱もしくは脾虚を示唆

現在の状況

　主訴の程度を評価するために，Visual Analog Scale（VAS）などを用いると良いです．

4-1 切診とは？

　切診とは，実際に患者さんに触れて行う診察のことで，触覚を用いた診察です.

　現代医学でも行いますが，四肢の浮腫や皮膚の乾燥，湿潤，皮膚の強度など，実際に患者さんに触れることによってわかることが多いです. また，骨格のバランスや，筋肉の強度やこり，るい瘦や肥満の程度なども着目します. 例えば，冷え性を訴える患者さんでも人によって，冷えている部位が異なり，それによって処方も変わります.

　切診のなかでも漢方医学に特徴的なのは，脈診と腹診です.

　脈診は，現在では，主として橈骨動脈で行います. これを，寸口部の脈診といいます. しかし，『黄帝内経』の時代では，人迎脈口診など橈骨動脈以外の浅在動脈の脈診も重要とされていました. 『難経』から寸口部の脈診が行われるようになり，およそ1700年前に王叔和によって著された『脈経』以降は，寸口部の脈診が中心となっていきました.

　腹診は，日本の漢方医学で，江戸時代の医師の経験により，独自に発達した診察法です. 漢方医学では大変重視される所見です. 腹診は，『腹証奇覧』『腹証奇覧翼』にまとめられていますが，所見の由来や理由などについては解説されていません. 本章では，一般的な腹診に加えて，「傷寒雑病論」を出典として，経方医学的腹診も述べ，腹診をより効果的に処方決定に応用する手段を学びます.

翼（四編下冊）
138
大建中湯図（裏　四編下冊）

大建中湯の腹証　『腹証奇覧翼』▶
塊物，腹中より上衝して心下にせまり，腹皮の上にあらわれ…

4-2 脈 診

　脈診は，橈骨動脈で行います．人差し指から薬指までの3本の指の腹で橈骨動脈を押さえて，脈の性状を読み取る方法が一般的です．脈の取り方を**図1**に示します．3本の指が押さえる各部位は人差し指から順に寸口・関上・尺中といいますが，一般には略して寸，関，尺と呼ぶことが多いです．寸関尺は各臓腑に対応しています（**図1**）．**図2**に上・中・下焦と寸関尺を示します．

　脈の性状として判定する項目を**表1，2**に示し，そのイメージ像を**図3**に示します．

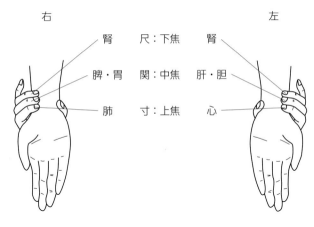

	右			左	
	腎	尺：下焦	腎		
	脾・胃	関：中焦	肝・胆		
	肺	寸：上焦	心		

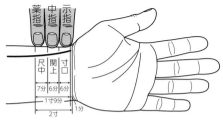

図1▲脈の取り方

中指は，橈骨茎状突起の横に置きます．
また，脈は必ずしも3本指でとらねばならないものではなく，手の大きい人や，示指と薬指の先の感覚が異なると感じる人は，示指のみで動かしながら脈診しても良いです．

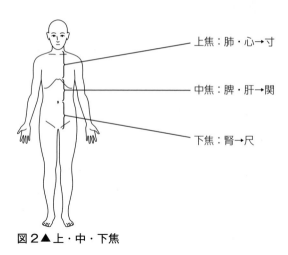

図2▲上・中・下焦

上焦：肺・心→寸

中焦：脾・肝→関

下焦：腎→尺

表1▼基本的な脈の性状

1	**浮沈** 浮（指を触れるだけではっきりと触れる脈） 沈（強く深く圧迫して触れる脈）
2	**数遅** 数（患者の1呼吸に5以上，もしくは90/分以上） 遅（患者の1呼吸に3以下，もしくは60/分未満）
3	**有力・無力/虚実** 有力・実（強い脈） 無力・虚（弱い脈）
4	**大小** 大（幅の広い脈） 小（幅の狭い脈）（非常に小を細という）
5	**緊緩** 緊（張りがあり，力がある脈） 緩（ゆったりした脈）
6	**滑濇** 滑（拍動が滑らか．脈波が血管壁をぽんぽんと打つ感じの脈） 濇（脈波が血管壁にへばりつきながら流れるような感じの脈）（＝渋）
7	**弦** 縦方向に力がある．弓の弦を張ったような脈，長脈の1つ

表2▼脈証のまとめ

浮	実（表実，裏実）：風邪，陽明実熱 病邪が膈より上，あるいは表にある
	虚（裏虚，表虚）：陰虚，気虚，気血両虚，気陰両虚，陽虚，陰陽両虚
沈	実（裏実）：水，飲　腹痛，下痢，瘀血 病邪が膈より下にある
	虚（裏虚）：気虚，陽虚，陰虚，少陰病，気陰両虚，陰陽両虚，気血両虚
数	実：熱実，肺癰，腸癰，下痢 熱証以外：瘀血，寒飲，寒
	虚：陰虚内熱（虚熱），肺痿，少陰病
遅	胸膈心下の昇降が不利する場合
	実：寒実，腸癰（膿未成），瘀血，胃熱，胸痺
	虚：陽虚，虚労，虚寒
大	実：陽明病，上気，肺脹，結胸，瘧，心下痞
	虚：虚労，気虚，陰虚　按じて無力である．
細	虚：血虚，陰虚，陽虚
	実：積
小	実：濇小…歴節（痺症による関節痛） 　　沈小…水滞 　　弦小緊…瘧
	虚：弦小遅……気の虚脱
弦	実：少陽病，瘧，肝胆鬱 　　水，飲，痰 　　寒，寒疝 　　痛，痙病
	虚：虚労，亡血，胃反，肝腎不足
滑	熱，肺癰，腸癰，下痢 水，飲，痰，宿食　熱もしくは何らかの過剰がある
濇	実：瘀血，宿食，風湿相搏 病理産物が気血液の運行を阻む
	虚：細濇……血虚，陰虚 　　細濇無力……気血両虚，気陰両虚 　　微細濇……陽虚，少陰病，霍乱

表2▼つづき

緩	実：湿 　　太陽中風(桂枝湯証) 　　傷寒湿熱(大青竜湯証) 　　太陰発黄
	虚：気虚
緊	実：寒(表裏) 　　痛 　　水, 飲, 痰 　　宿食, 痙病 　　腸癰(膿未成) 　　衄, 心下堅 　　陽明病
	虚：少陰病, 血痹(小緊)
硬	実：緊, 弦硬など 高齢者では, 動脈硬化により硬と感じることあり
軟	実：湿, 中風, 胃気が有る
	虚：気虚　按じて無力
短	短くもり上がった脈, 気の不足を表す(コラム「短脈と胆気不足について」p. 45 参照)

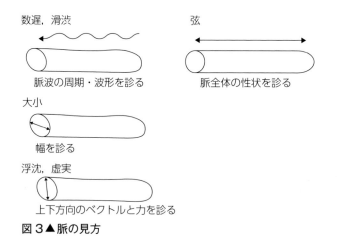

数遅, 滑渋　　　　　　　　　　弦

脈波の周期・波形を診る　　　脈全体の性状を診る

大小

幅を診る

浮沈, 虚実

上下方向のベクトルと力を診る

図3▲脈の見方

4-3 腹　診

　腹診は，特に漢方医学では重要視されています．

　脈診は習得するのにかなりの時間と経験が必要ですが，腹診は所見がわかりやすく，特に初学者にはなじみやすい診察法です．

　経方医学では，腹診の際に腹部だけでなく，胸・膈・心下の客観的症候を把握する方法をとります．

　この項では，一般的に広く行われている漢方医学的な腹診を網羅しつつ，経方医学的腹診についても述べます．

1.　心　下

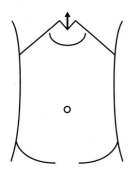

1.　剣状突起の下から咽喉方向に圧迫します．
・呼気で痛みが増す場合：肺の宣散機能が失調
・吸気で痛みが増す場合：肺の粛降機能が失調

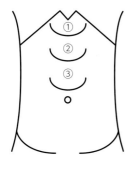

2.　心下を 3 つの部分に分けてみます．
　　①狭義の心下
　　②心下と胃の間
　　③胃の状態

①の所見

心下堅

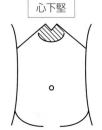

心下部が堅い
1〜2 cm のへこみ
心下の痰飲を取る
方剤を考慮する
木防已湯, 枳朮湯,
だいしょうきとう だいさいことう
大承気湯, 大柴胡湯

心下鞕

心下部の抵抗と圧痛
2〜3 cm のへこみ
だいじょうきとう しょうじょうきとう
大承気湯, 小承気湯,
だいかんきょうとう
大陥胸湯

心下痞鞕

心下部の抵抗と圧痛
3〜4 cm のへこみ
人参が配剤された方剤を
考慮する
りっくんしとう はんげしゃしんとう
六君子湯, 半夏瀉心湯,
けいしにんじんとう
桂枝人参湯

心下軟

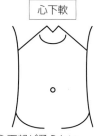

心下部が柔らかい

心下の気痞を取る
方剤を考慮する
しししとう かみしょうようさん
梔子豉湯(加味逍遙散)
さんおうしゃしんとう
三黄瀉心湯

②③の所見

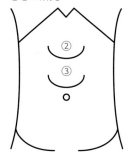

②あるいは②③に圧痛がある
しょうはんげかぶくりょうとう
胃中の飲：小半夏加茯苓湯

②③に振水音
白朮あるいは生姜の入った方剤
りょうけいじゅつかんとう りっくんしとう
苓桂朮甘湯, 六君子湯

2. 胸　脇

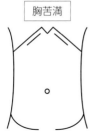

胸苦満

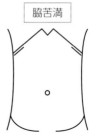

脇苦満

季肋部内側の圧迫感と圧痛胸を反映

<ruby>木防已湯<rt>もくぼういとう</rt></ruby>
木防已湯
<ruby>小陥胸湯<rt>しょうかんきょうとう</rt></ruby>
小陥胸湯(エキス剤なら柴陥湯<rt>さいかんとう</rt>)

左右の肋骨弓下の圧迫感と筋緊張・
圧痛. 膈を反映

柴胡・黄芩・芍薬が配剤された方剤
を考慮する
<ruby>柴胡桂枝湯<rt>さいこけいしとう</rt></ruby>, <ruby>小柴胡湯<rt>しょうさいことう</rt></ruby>

3. 腹直筋

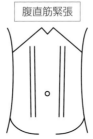

腹直筋緊張

おおまかには, 芍薬と甘草が配剤された方剤を考慮
上部＞下部　　枳実・芍薬が配剤された方剤
　　　　　　　<ruby>大柴胡湯<rt>だいさいことう</rt></ruby>, <ruby>排膿散及湯<rt>はいのうさんきゅうとう</rt></ruby>

下部＞上部　　<ruby>小建中湯<rt>しょうけんちゅうとう</rt></ruby>, <ruby>当帰建中湯<rt>とうきけんちゅうとう</rt></ruby>
下部のみ拘急　<ruby>桂枝加竜骨牡蛎湯<rt>けいしかりゅうこつぼれいとう</rt></ruby>, <ruby>八味丸<rt>はちみがん</rt></ruby>, <ruby>黄耆建中湯<rt>おうぎけんちゅうとう</rt></ruby>

4. 腹部動悸

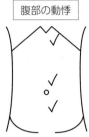

腹部の動悸

水飲・気逆のサイン
①心下悸　真武湯（しんぶとう）
②臍上悸　柴胡加竜骨牡蛎湯（さいこかりゅうこつぼれいとう），桂枝加竜骨牡蛎湯（けいしかりゅうこつぼれいとう）
③臍下悸　柴胡加竜骨牡蛎湯（さいこかりゅうこつぼれいとう），五苓散（ごれいさん）

5. 小　腹

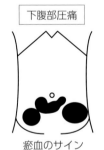

下腹部圧痛

瘀血のサイン
圧痛＋放散痛
大塚敬節先生の特異的圧痛
桃核承気湯（とうかくじょうきとう）　→右下腹部圧痛
当帰四逆加呉茱萸生姜湯（とうきしぎゃくかごしゅゆしょうきょうとう）
　　→両鼠径部の圧痛

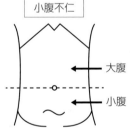

小腹不仁

←大腹
←小腹

腎虚のサイン
小腹が軟弱
八味丸（はちみがん）
六味丸（ろくみがん）
牛車腎気丸（ごしゃじんきがん）

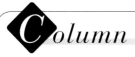

短脈と胆気不足について

　短脈とは，『素問』脈要精微論に，「短則気病」とあり，短脈は気の不足を表すとされている．

　寸関尺どこにでも出現するが，臨床的によく用いるのは，両側の寸と関の間にある，1/2〜1横指の幅の短く盛り上がり，按じて無力の脈で，胆気不足を表すとされている．江部洋一郎先生は，経方理論で，胆が膈の昇降出入機能を用いて，気の疏泄と収斂を行うと定義しているので，胆気が不足して膈の気も不足し，両側の関前に短脈が現れると考察している．

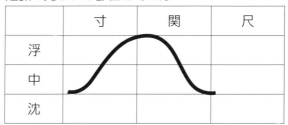

短脈の見られる部位とその形

	寸	関	尺
浮			
中			
沈			

　胆の気の不足で胆の機能が低下し，疲れやすい，不安，不眠，忘れっぽい，些細なことに驚きやすい，決断力がないなどの症状がある．また，胆の疏泄が妨げられるので，怒りを発散させることができずに自分に向けてしまうなど，多彩な症状がある．また，胆気不足の治療により胆気不足の程度が改善すると，逆に肝（胆）気鬱結の症状が出現することがある．この場合，柴胡などを加える必要がある．

　処方としては，酸棗仁湯（さんそうにんとう）を中心にして，化痰安神作用のある遠志や，養心血・安神・補脾作用のある竜眼肉を加えて用いる．さらに化飲・化痰が必要ならば半夏厚朴湯（げこうぼくとう），竹筎温胆湯（ちくじょうんたんとう）などを加えて治療する．また補気には黄耆を加え，痰熱を兼ねるものは腹証等を参考にして小陥胸湯（しょうかんきょうとう）を加える．軽度の胆鬱を兼ねるものは，少量の柴胡などを加えるのも効果的である．

5-0 生薬の基礎知識

　漢方薬は数種類の生薬から構成されています．生薬とは，天然の植物，鉱物，動物などのことです．生薬の性質を知ることによって，漢方薬の効能や性質を理解できます．現在，日本では，200種類の生薬が保険診療で処方できます．また，『日本薬局方』の生薬総則には，「医薬品各条の生薬は，動植物の薬用とする部分，細胞内容物，分泌物，抽出物又は鉱物など」と規定され，約330種の生薬が収載され，品質規格が定められています．

　生薬を用いる際には，薬性理論，すなわち，基礎理論（陰陽五行，臓腑経絡，治療法則）に基づいて生薬を解説する方法があります．

　本項では，漢方薬を考えるうえで特に必要な**寒熱**と**気血水の観点**から生薬を解説したいと思います．

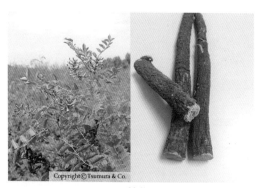

▲甘草

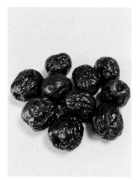

▲大棗

5-1 四　気

　生薬には，温めるものと冷やすものがあります．そこで，生薬を，寒熱温涼に分けて分類します（**図 1**）．これを四気といいます．『黄帝内経素問』至眞要大論篇には，「寒者熱之，熱者寒之」つまり，冷えている人は温めて，熱がある人は冷やして治療する，とあります．そこで，四気が重要になります．

陰	←	大寒 寒	涼	微涼 （平）	微温 温	熱 大熱	→	陽
		石膏	薄荷	甘草	人参	桂皮 附子		

図 1 ▲四気

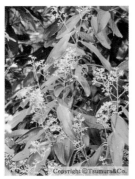

▲桂皮

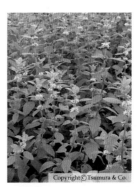

▲薄荷

　五味とは，酸苦甘辛鹹（淡渋）という生薬の味によってその作用を分類して理解する理論です．例外も多いのですが，原則を**表1**に示します．

表1▼　五味と作用

辛	発散	麻黄　桂枝　薄荷　羌活
	行気	縮砂　木香　莪朮
	行血	川芎　当帰　紅花
甘	補益	人参　黄耆　山薬　熟地黄　枸杞子
	和中	人参　白朮　麦芽　大棗
	緩急	大棗　甘草　膠飴
酸	収斂	山茱萸　五味子　酸棗仁
苦	降泄	枳実　厚朴　檳榔子　呉茱萸
	燥湿	蒼朮　黄芩　黄柏　黄連　苦参
鹹	軟堅散結	牡蛎　昆布　鼈甲
	瀉下	芒硝
淡	滲湿利尿	茯苓　猪苓　沢瀉　薏苡仁
渋	収斂	石榴皮　訶子

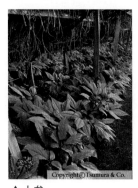

▲人参

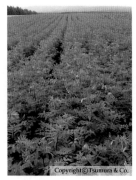

▲黄耆

5-3 気の生薬

　漢方薬は気を動かすことができます．どのように（邪は何か），どこ（主に胸・膈・心下）の気が滞っているかによって生薬の配合や，配合比率を変えます．

1. 気を補う生薬

　人参：主に全体の気を補います．

　黄耆：体表の気を補います．中気下陥（気が下がって上がってこないこと）を上げる升陽作用もあります．

　人参と黄耆を配合すると補益の作用が増強されます．

　また，下記のような組み合わせを，症状に合わせて用いることもあります．

　止汗：黄耆＋防風，黄耆＋牡蛎

　風水の改善：黄耆＋防已

　托毒生肌（化膿を改善し，皮膚新生を促す）：当帰を配合

気を補う生薬

生薬	作用する場所	主な作用
人参 （にんじん）	全身	気を補い，気の消耗を防ぐ．
黄耆 （おうぎ）	全身	気を全身に供給．特に胃気を引き上げ，表面の気を補う．
白朮 （びゃくじゅつ）	胃・小腸・心下・肌・肉	利水（尿や発汗），胃を守り，小腸の分別（精と濁を分けること）を増強
大棗 （たいそう）	脾・心	胃を守り，胃の気と津液※を補う．驚いたりして不安定になった精神を安定させる．
甘草 （かんぞう）	主として胃	胃気を補い，守る．多く使うと津液を補う．
生姜 （しょうきょう）	全身	胃気を鼓舞して全身に気を供給する．

※津液：現代でいうところの関節液やリンパなどのこと

2. 気を巡らす生薬

気を巡らす生薬

生薬	作用する場所	主な作用
枳実 (きじつ)	胸, 膈, 胃, 心下, 大小腸, 皮, 肌, 肉	破気(強力に気を巡らせる), 行気(一般的な力で気を巡らせる), 下気(気を下げる). 膈の入り, 心下の降・入を推進するので, 利水作用もある.
厚朴 (こうぼく)	咽, 胸, 心下, 胃, 大腸, 小腸	気を降ろし, 膨満を改善する.
陳皮 (ちんぴ)	脾, 肺, 胸, 心下	気の巡りを改善して, 脾の働きをよくする(理気健脾). 湿を去って通りをよくする(燥湿化痰).
蘇葉 (そよう)	咽, 胸, 心下, 胃	気を下のほうに降ろして調和させる(下気寛中).
柴胡 (さいこ)	胆, 膈, 腠理	膈, 腠理(毛穴)を開き, 気を外に出す.
桂皮 (けいひ)	胃, 心下, 膈, 胸, 肺, 心包, 心, 肌	気を脈外の衛気に繋げ流れやすくする. 胃気を肌に送る.
芍薬 (しゃくやく)	血脈, 心下, 膈, 肌, 小腸, 胸	過剰な胃気の外上方へのベクトルを内下方に向けて, 正常な流れに戻す. 肌から気を戻す. 血が末梢から中枢にかえるのを促進する.

胸・膈・心下における気の昇降出入

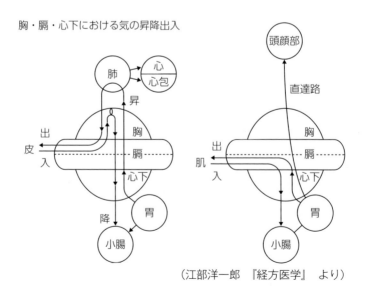

(江部洋一郎 『経方医学』 より)

5-4 血水(津液)の生薬

1. 血・津液・陰を補う生薬

血・津液・陰を補う生薬

生薬	作用する場所	効能
阿膠 （あきょう）	全身	飲食物を効率的に津液・陰に変化させることによる補陰，補血，止血作用
地黄 （じおう）	胃，腎，肺，心，心包，肝，脾，血脈中	血中の津液を補って血の流れを改善．血管壁の脆弱さを補填し止血作用
当帰 （とうき）	血脈	血を温め，末梢へと巡らせる．血脈中の血を補う．
玄参 （げんじん）	咽，肺，胃，腎	陰を補って，熱を冷ます．咽喉腫脹を改善する．
麦門冬 （ばくもんどう）	肺，心，胃	肺を滋陰して咳を止める．胃の陰液を補う．心の陰液を補い，不眠・焦燥感を改善する．
天門冬 （てんもんどう）	腎，肺	腎・肺を滋陰する．
栝楼仁 （栝楼実） （かろにん）	肺，胸，膈，心下，心包，小腸	清熱し，固まっていた痰を流れやすい湿にして，降ろす．
栝楼根 （かろこん）	肺，胸，膈，心下，心包，小腸	胃の津液を増して，肺と胃を潤わせることにより，膈の出入りをスムーズにする．
知母 （ちも）	胃，肺，膈，肌，腎	陰を補う．清熱して胃気を降ろす．

2. 血を巡らす生薬

　血を巡らせる力は，川芎＞当帰，血を補う力は，当帰＞川芎といわれています．また，桃仁のほうが血虚・瘀血・出血には効果があります．紅花・サフランは，「不通即痛」の考え方から，瘀血が原因の疼痛によく用いられます．

　さらに，経方医学では，血分は脈外の気とともに循環するので（**図2**），その方向によって生薬を使い分けます．

血を巡らす生薬

生薬	作用する場所	主な作用
当帰 （とうき）	血脈	血を温め，末梢へと巡らせる．血脈中の血を補う．
川芎 （せんきゅう）	血脈中	血を温め，末梢へと巡らせる．
紅花 （こうか）	血脈中	血の流れを改善する．
桃仁 （とうにん）	血室，血脈中	血をさらさらにする．便を軟らかくする．咳を止める．
牡丹皮 （ぼたんぴ）	血脈	血を冷まし，末梢へと巡らせる．
芍薬 （しゃくやく）	血脈，心下，膈，肌，小腸	末梢の血を脈中に返し，肌肉筋骨の熱を去る．血中の過剰な水を取り去って降ろし，排出する．
大黄 （だいおう）	小腸，大腸，胃，肺，胸，心下，血脈中，血室，三焦	気を降ろし，熱を冷ます．固まった血の滞りを改善する．
サフラン （番紅花）	全身	血を巡らせ，冷ます．

- 血室に関する補足

　内腸骨動脈と内腸骨静脈の間にある静脈叢を，広義の「血室」（『経方医学』5巻 p.88）

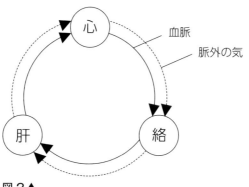

図2▲
血：心→絡→肝→心
気：脈外の気

	心→絡（行）	絡→肝→心（帰）	質的変化を担う（質）
血分	当帰・川芎・牡丹皮	芍薬・大黄	桃仁・土瓜根・芒硝・虫類薬
脈外の気	桂枝・呉茱萸・細辛	枳実・大黄	

	心→絡（行）	絡→肝→心（帰）	質的変化を担う（質）
桂枝茯苓丸	桂皮・牡丹皮	芍薬	桃仁
当帰芍薬散	当帰・川芎	芍薬	

• 質的変化に関する補足

　血の質的変化：粘度の変化（『経方医学』5 巻 p.79）

3. 水 (津液) を動かす

水は，性状によって，大まかに湿・飲・痰に分けられます.

①湿：津液とほとんど性質が同じ

　　使用する生薬：白朮，蒼朮，茯苓，沢瀉，猪苓，滑石

②飲：湿より粘稠

　　使用する生薬：半夏，天南星

③痰：飲より粘稠で固形化したもの

　　使用する生薬：栝楼仁，貝母，竹筎，桔梗

湿を去る生薬

生薬	作用する場所	漢方医学的効能
茯苓 （ぶくりょう）	全身	尿や発汗をすることで，悪い水を去り，良い津液を運ぶ．精神を落ち着ける作用がある．
猪苓 （ちょれい）	膀胱	直接膀胱に作用し，利尿する．
沢瀉 （たくしゃ）	肌，心下，小腸，膀胱	湿を小腸，膀胱から尿として排出させる．
朮 （じゅつ）	胃，小腸，心下，肌，腹，肉	蒼朮：燥湿中に入り込んだ湿を排出する． 白朮：気を補う作用が強い．発汗を抑制する．
薏苡仁 （よくいにん）	皮肌肉骨節，血中，肺，胸，腸	湿を去る．排膿作用
滑石 （かっせき）	皮，肌，肉，小腸，大腸，膀胱	尿や発汗をすることで熱を冷ます．尿排出を促進し，下痢を止める．

痰飲を巡らせる生薬

生薬	作用する場所	主な作用
半夏 （はんげ）	咽喉, 胸, 膈, 心下, 胃	湿を去る. 嘔気を止める. 咽喉痛を治す.
天南星 （てんなんしょう）	肝, 胆, 心, 血脈	風と結びついた痰（白く泡沫状の痰, 眩暈, 昏倒, 四肢の痙攣）を去る.
栝楼仁 （かろにん） （栝楼実）	肺, 胸, 膈, 心下, 心包, 小腸	清熱し, 固まっていた痰を流れやすい湿にして, 降ろす.
貝母 （ばいも）	全身（特に咽喉）	熱痰（黄色く粘稠の痰を出す, イライラする, 発熱など）を去る. しこりなどを散らして消失させる.
竹筎 （ちくじょ）	肺, 胃	清熱し, 痰を去る. 嘔気を止める. 胸部の不快感や熱感をとる（徐煩）.
桔梗 （ききょう）	肺, 咽喉, 胸, 肌肉	痰を去る, 排膿, 腫れを引かせる, 咽喉痛を治す.

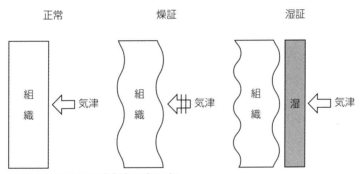

正常　　　　　　燥証　　　　　　湿証

▲漢方医学的な組織傷害の考え方

（江部洋一郎　『経方医学』より）

組織が正常に機能するためには, 気津の供給が必要です. 燥証では, 気津の供給が足りなくなった状態ですが, 湿が気津の供給を阻んでも, 同様に組織への気津の供給が足りなくなります. この場合は, 湿を去ることが第一です. 病態が慢性化していた場合には, 組織への気津の供給が必要になります.

6-1 判断に必要なこと

　ここまでの診察法で得られた情報をもとに，証を決定し処方を決定していきます．

　情報を用いて気血水，五臓，八綱弁証からどのような判断をしたら良いかを表にまとめたので参考にしてください．

▼八綱弁証

八綱		状態	症状
全身状態	陽証	胃気がパワーアップできる	発熱する，元気はある．
全身状態	陰証	胃気がパワーアップできない	倦怠感が主体，発熱はないか軽度
病の位置	表証	体表での邪正相争	悪寒，発熱，関節痛やこわばり，脈浮
病の位置	裏証	体表よりも内側の邪正相争	消化器症状，食欲低下，便秘など
病の勢い	実証	病邪の充実→**瀉すべき**	炎症性，腫脹，圧痛，粘稠でにおいの強い分泌物，脈有力など
病の勢い	虚証	正気の不足→**補うべき**	元気がない，身体・精神機能の低下，全体的に血水の流れが悪くなる，希薄でにおいの弱い分泌物，脈按じて無力など
寒熱	熱証	熱の性質	熱感，冷たいものを好む，症状が温めると増悪，分泌物・排泄物の色が黄色・においが強い，皮膚粘膜の発赤・充血
寒熱	寒証	寒の性質	冷感，温かいものを好む，症状が冷やすと増悪，分泌物が希白で無臭，皮膚粘膜の蒼白化

　治療において，病の勢い，患者の正気の不足の有無を考慮することは非常に重要です．以下に治療原則を示します．

①**先表後裏**：『傷寒論』の原則です．表邪がある場合はまず表邪を解し，その後で裏を治療するというものです．

②**先急後緩**：しかし裏証が激しくて放っておけば死に至る可能性のある場合には，先に裏を救います．先に急病を治し，後でそのほかの病態を治します．

③**先補後瀉**：正気の虚がある際には，先に補ってから，後で瀉する，という治法です．

▼ 気の病態の症状・症候

気の病態	症状・症候
気虚	だるい，声が小さい，物事に集中できない，動作が緩慢，易感染
気陥	気虚がより進み，気が持ち上がらない状態．呼吸がしにくい，起立性調節障害の傾向，立ちくらみ，めまい，内臓下垂(胃下垂，子宮脱，脱肛など) 脈診：寸脈が無力
気逆	頭痛，動悸，嘔気，上衝感(腹部から胸部に突き上げるような感覚)，のぼせ，不眠など，気が上半身に偏在しているような状態 脈診：尺脈より寸脈が浮で有力もしくは滑
気滞	気が巡らない状態．頭重感，腹部鼓音，呼吸しにくい，胸が詰まった感じ．気逆が長期に続くと気滞になりやすい．
陽虚	陽気が足りない状態．冷えの症状が中心となる．顔色が青白い，昼間に眠くなりやすい．

▼ 血の病態と症状・症候

血の病態	症状・症候
血虚	皮膚がかさつく，髪の潤いがない，髪などの体毛が細くなったり抜けやすい，爪が割れやすい，くすんだ顔色，こむら返りしやすい． 脈診：細脈，脈力は左く右
血瘀	一時的な鬱血の状態．皮膚があれやすい，月経痛，固定的な痛みや刺すような性状の痛み 舌診：舌色が紫，舌深静脈の怒張 腹診：臍周囲の圧痛
瘀血	鬱血が慢性的になった状態．組織の破壊，変性に至っている，色素沈着，月経血の中に凝血塊，内出血などが出現 舌診：舌色が暗赤色，舌深静脈の怒張，瘀斑，細絡
血寒	鬱血による血行不良により冷えを生じた状態．冷えで増悪する痛み，唇の青さ 舌診：舌色が淡青
血熱	鬱血により熱が生じた状態．月経過多や鼻出血しやすいなどの出血傾向，夕方から夜間のほてりや発熱，躁傾向・錯乱した精神症状 舌診：舌色が鮮紅色

▼水の病態と症状・症候

病態	症状・症候
津液不足	眼や口などの粘膜の乾燥症状，肺で起これば乾性咳嗽，口渇 舌診：舌の乾燥や苔の減少
陰虚	関節の硬化，皮膚の乾燥などの組織の萎縮，ほてり（夜間に増悪傾向，手掌・足の裏・胸・顔に出現しやすい），頬部の赤み 脈診：細い脈や左脈が無力や沈 舌診：舌の縦方向の裂紋や萎縮，ひどい場合は苔が黒褐色
湿	浮腫，食欲不振，消化管機能障害，下痢，体が重い，倦怠感，天候変化に伴い症状が変化，立ちくらみ 舌診：腫大 脈診：滑，もしくは軟 腹診：胃部振水音
飲	咳，動悸，悪心・嘔吐，頭重感，堅い浮腫 舌診：膩苔
痰	飲に似るが，より固まって動きにくくなり慢性化したもの．腹診で実体として触れることがある．

▼臓腑の異常による頻出症状

臓腑	頻出症状
心	動悸，胸痛，発汗異常，不安感，顔色が青白い，耳鳴，めまい，不眠，恐がり，精神状態の異常（泣いたり笑ったり，人に乱暴を働くなど） 脈診：左寸脈の異常
肺	咳嗽，喘鳴，息切れ，呼吸苦，風邪をひきやすい 脈診：右寸脈の異常
脾	食欲不振，下痢，出血しやすい 脈診：右関脈の異常
肝	怒りっぽい，イライラする，落ち込みやすい，月経不順，目の異常（疲れやすい，しょぼしょぼする，充血しやすい） 脈診：左関脈の異常，弦脈 腹診：胸脇苦満
腎	成長・発達障害，老化が早い，骨・歯の異常，腰痛，耳鳴，難聴 脈診：尺脈の異常 腹診：小腹不仁
胆	集中力がない，驚きやすい，不安，決断できない，不眠 脈診：両側の関前短脈→胆気不足
胃	胃の膨満，上腹部痛，食欲障害，排便障害，口臭，口内炎
小腸	腹痛，口内炎，下痢
大腸	腹痛，排便障害
膀胱	頻尿，排尿痛

6-2 経方医学的考え方

　江部洋一郎先生は，経方理論で，生体における気の生成・循環・代謝の経路を明らかにし，流れの異常による症候のとらえ方と治療を示しました．

　その考え方を，以下に解説します．（江部洋一郎『経方医学』より）

1. 外殻の構造

　外殻は外から皮，肌，肉，筋，骨節に分けられます．

　皮・肌を貫いて腠理があります．

　腠理は，つまり毛穴で，肉は筋肉，筋は腱のことです．腠理から発汗することによって，外邪を発散して去ります．中医学では，「肌肉」とひとまとめに考えるのに対し，肌と肉を分けて考えるのは，経方医学の特徴です．

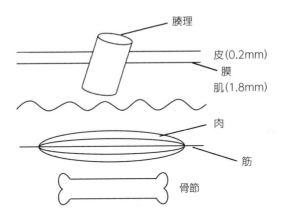

2. 皮気，肌気，脈外の気，絡＝脈中の血

　皮気は外殻における最も表を，肌気は皮の下を，脈外の気は血脈すなわち脈中の血と併走して外殻のみならず表裏ともに全身を巡っています．

　外殻において皮に皮絡，肉に肉絡とそれぞれに絡（血流）が存在しその絡と併走して脈外の気があります．ただし外殻における脈外の気は絡の多い肉において圧倒的に大きいです．

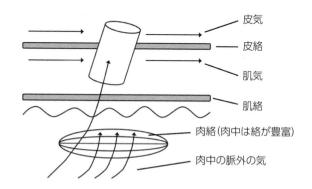

3. 外殻における衛気の循環

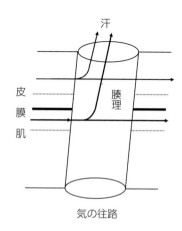

4. 前通の衛気，後通の衛気

気の流れは以下の4つに分けられます．
前通の衛気：皮気のなかで主として体幹の前面（胸腹）を巡るもの
後通の衛気：背面（背）を巡るもの
脈外の気　：血脈と併走する気
肌気　　　：皮の下の肌を巡る気

ⅰ）前通の衛気
胃→心下・膈・胸→肺（宣散）→胸→上膈（前）→皮（陰経皮部）

ⅱ）後通の衛気
腎→上膈（後）→皮（陽経皮部）

ⅲ）脈外の気　　↑肺宣散
胃→心下・膈・胸→肺→心包→脈外の気

ⅳ）肌気
胃→心下→下膈→肌

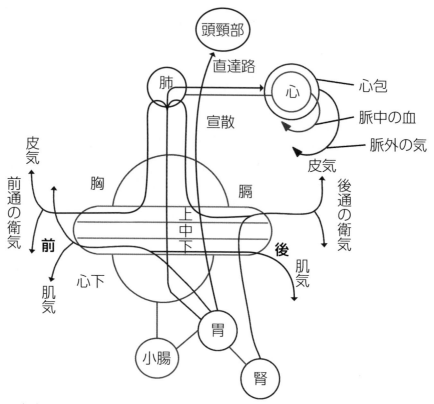

▲経方医学における気のめぐり
前通，後通，脈外の気はすべて肺の宣散を受ける．
肌気は肺の宣散を受けない．

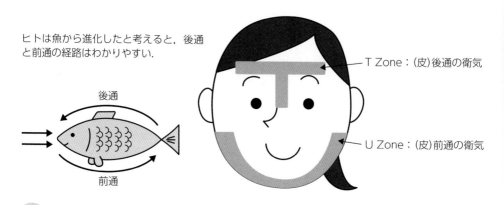

ヒトは魚から進化したと考えると，後通と前通の経路はわかりやすい．

後通

前通

T Zone：(皮)後通の衛気

U Zone：(皮)前通の衛気

5. 気の還流と生薬

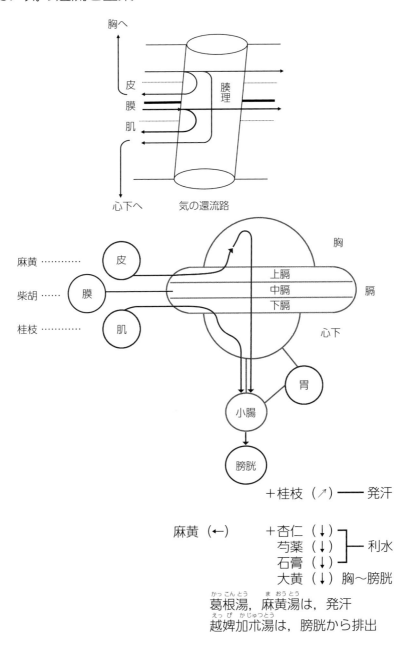

気の還流路

麻黄 ············
柴胡 ······
桂枝 ············

＋桂枝（↗）── 発汗

麻黄（←）　＋杏仁（↓）
　　　　　　芍薬（↓）┐
　　　　　　石膏（↓）┘── 利水
　　　　　　大黄（↓）胸〜膀胱

<ruby>葛根湯<rt>かっこんとう</rt></ruby>，<ruby>麻黄湯<rt>まおうとう</rt></ruby>は，発汗
<ruby>越婢加朮湯<rt>えっぴかじゅつとう</rt></ruby>は，膀胱から排出

6. 冷えと衛気

手首・足首から先の冷えについて考えます．

冷えは部位により，3つに大きく分類されます．

①手背，足背の冷え

②手掌，足蹠の冷え

③手足先端部の冷え

①手背，足背系の冷え（後通の衛気の領域）

腎―――――――→上膈(後)―――――――→後通の衛気(↓)
                    ↑
胃→心下，膈，胸→肺宣散

腎：腎陽虚，腎陰陽両虚，腎陰虚

膈：上膈(後)の出入不利，膈の昇降不利

肺：肺宣散失調

ex. 麻黄附子細辛湯は，腎を鼓舞して後通の衛気を流す．

②手掌，足蹠の冷え（前通の衛気の領域）

胃→心下・膈・胸→肺(宣散)→上膈(前)
→前通の衛気(↓)

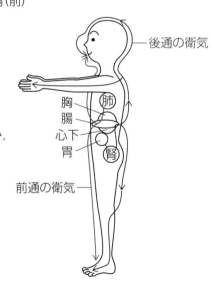

後通の衛気

肺
胸
腸
心下
胃
腎

前通の衛気

胃：胃陽虚，胃飲

膈：心下膈胸の昇降不利，
　　上膈(前)の出入不利

肺：肺宣散失調

ex. 桂枝湯は，胃・腎をともに補い，
　　前通・後通の衛気を出させる．

③手足先端部の冷え（脈外の気（↓））

胃→心下・膈・胸→肺（宣散）〈心包→脈外の気（↓）
　　　　　　　　　　　　　心　→脈中の血

　胃：胃陽虚，胃飲
　膈：心下膈胸の昇降不利
　肺：肺宣散失調
　心・心包：心・心包の推進不足

　なお，踵の冷えも足の後の先端の冷えと考える．
　脈外の気が減ると，脈中の血も減る．
　脈外の気を末梢へ：桂皮，呉茱萸
　脈外の気を中枢へ：枳実
　脈外の気を末梢へ：当帰・川芎・牡丹皮
　脈外の気を中枢へ：芍薬

④足首の冷え：湿による

　足首の冷えは上述した衛気の問題ではなく下肢の湿による（湿阻気機）．

⑤片側性の冷え

　湿，飲，痰，瘀などの病理産物が皮気の流れを阻む．
　片側性の冷えには，鍼灸が効果的である．

治療のための主な生薬

前通の衛気領域の冷え

麻黄，黄耆，柴胡，牡蛎，乾姜

後通の衛気領域の冷え

麻黄，黄耆，柴胡，栝楼根，細辛，炮附子

脈外の衛気（手足尖端）の冷え

桂枝，細辛，呉茱萸

腎陽虚，陰陽両虚

補腎薬＋附子

胃陽虚

乾姜

6-3 判断の例

症例1：40代，女性

主　訴：左耳痛

既往歴：42歳　左頸部リンパ節切除術

家族歴：特記すべきことなし

現病歴：X-1年9月に頸部手術後，両側中耳炎になり，治癒したが，両耳痛が出現，左耳痛のみ残存したため，耳鼻咽喉科受診

　耳の奥が締め付けられるような痛みで，1日3回セレコキシブ（セレコックス）を服用して何とか仕事をこなしていた．神経内科，精神科にもコンサルされたが特に異常なし．最近，痛み止めが効かなくなってきたと感じたため，X年4月，当外来を受診

漢方医学的所見

〈自覚症状〉

　左耳が痛み，疲労・ストレス・天候悪化により増悪

　いらいらしやすい，食欲やや不振

〈他覚所見〉

　身長159.2 cm，体重60 kg，血圧113/80 mmHg，脈拍87/分

　体温36.1°C

　外耳道，鼓膜とも異常なし

皮　膚：肌水・皮水＋，顔色良好

脈　候：やや浮，緊張中等度，弦，軟，按じてやや有力渋

舌　候：やや紅，舌縁紅，腫大，歯痕あり，やや厚い白苔

腹　候：腹力中等度

　　　　　腹直筋緊張・心下痞鞕・右胸脇苦満・水分圧痛あり

〈八綱弁証〉

陽　証：総合的には，胃気はある.

裏　証：食欲がない，舌の白苔

実：水滞. 舌に腫大歯痕，天候悪化で悪化

虚：気虚. 疲れやすい，疲労による増悪

寒熱ははっきりしない.

〈気血水〉

気の異常：気虚，気逆

血の異常：瘀血

〈五　臓〉

・ストレスによる悪化や，いらいら感から，

　肝気鬱結(→気逆)→疏肝理気・解鬱

・食欲やや不振：肝脾不和

経方医学的に

虚：軽度気虚

実：水滞(心下の飲)，気逆，気鬱

痛みはその部位の絡不通による.

膈の昇降出入が不利し，胆(肝)の疏泄が失調，心下不利となって心下に飲を生じる.

胃気が上逆し，耳痛を引き起こす.

臨床経過

柴胡桂枝湯エキス2包＋五苓散エキス2包を処方

2週間後：眩暈消失，耳痛がない日が出てきた.

1か月後：耳痛はNRSで5〜8/10，セレコックスは1日0〜2回となった.

2か月後：痛み消失，セレコックスは1週間に2回の服用になった.

3か月後：悪天候時に時々耳が痛むが，セレコックスは不要となった.

柴胡桂枝湯
さいこけいしとう

「傷寒六七日．發熱微惡寒．支節煩疼．微嘔．<u>心下支結</u>．外證未去者．柴胡桂枝湯主之」

「治心腹卒中痛」

心下支結

心窩部から季肋部の苦満感，抵抗・圧痛

- 膈の昇降出入不利を治す．
- 三焦の機能を回復
- 脈中の血と脈外の気が併走できるようになる．

〈柴　胡〉

「治心腹腸胃中結気．飲食積聚．寒熱邪気」

①和解少陽

②透表泄熱　　　　　　　→膈に存在する邪或いは

③疏肝(胆)解鬱　　　　　熱を膈から追い出す

④治瘧

肋骨下から背中にかけての部分を開く．

腠理(毛穴)を開いて発散させる．

膈の昇降出入不利を改善

（江部洋一郎『経方薬論』より）

五苓散
ごれいさん

朮, 沢瀉	<u>肌水, 心下の飲</u>
茯苓	<u>皮水</u>
猪苓, 茯苓, 沢瀉	膀胱からの排出↑
桂皮	三焦の気化作用↑

（江部洋一郎『経方医学』より）

「中風發熱. 六七日不解而煩. 有表裏證. 渇欲飲水. 水入則吐者. 名曰水逆. 五苓散主之」

「本以下之. 故心下痞. 與瀉心湯. 痞不解. 其人渇而口燥煩. 小便不利者. 五苓散主之」

（『傷寒論』 太陽病中篇より）

〈五苓散の腹証〉

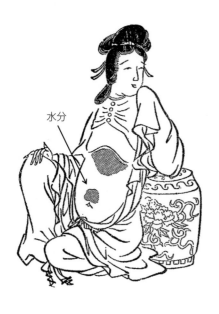

水分

- 心下痞あり, 按せば力無く散る.
- この痞, 痞鞕にあらず, 瀉心湯と腹証の疑途あり.
- 腹中, 水分に動気あり, 按じて痛む.

（『腹証奇覧翼』より）

症例2：1歳，男児

主　訴：便秘，易怒性

現病歴：出生後，中間位鎖肛に対し人工肛門造設術施行

生後6か月で posterior sagittal anorectoplasty

生後9か月で人工肛門閉鎖術

その後，排便障害あり，下痢と便秘を繰り返し，機嫌が悪く，夜泣きが激しかった．

初診時所見：身長 82.4 cm，体重 10.5 kg．腹力中等度で，腹直筋緊張あり

漢方医学的所見

〈八綱弁証〉

陽　証：胃気はある

裏　証：下痢と便秘

実：気逆

虚：相対的気血両虚

寒熱ははっきりしない．

〈気血水〉

気の異常：気虚，気逆

血の異常：瘀血

〈五　臓〉

- ストレスによる悪化や，いらいら感から，
  肝気鬱結(→気逆)→疏肝理気・解鬱
- 成長障害，腎陰虚

経方医学的に

正気の不足(特に腎虚)，胃気の上昇，血絡の不通

臨床経過

腹直筋の緊張と易怒性から，小建中湯1.5gと抑肝散1.5gを交互服用開始
2週間で小建中湯3g 分2
1か月で排便障害も改善，機嫌も良くなった．

古典における小建中湯

第100条　傷寒．陽脉濇．陰脉弦．法當腹中急痛．先與小建中湯．不差
者．小柴胡湯主之．

小建中湯方．桂枝三兩．去皮．甘草二兩．炙．大棗十二枚．擘．芍藥六
兩．生薑三兩．切．膠飴一升．

右六味．以水七升．煮取三升．去滓．内飴．更上微火消解．温服一升．
日三服．嘔家不可用建中湯．以甜故也．

第102条　傷寒二三日．心中悸而煩者．小建中湯主之．

金匱・血痺虚労病脈証并治第6

虚労裏急，悸，衂，腹中痛，夢失精，四肢酸疼，手足煩熱，咽乾口燥，
小建中湯主之．

男子黄，小便自利，当与虚労小建中湯．

経方医学から見た小建中湯

〈適　応〉

①正気の不足（特に腎気）

大棗，生姜，甘草で生じた胃の気津を桂皮，芍薬にて全身に供給

2倍の芍薬が主に腎に気を供給

②病理的な気のベクトルの異常　第102条

胃気が守られず，過剰に上衝

③血絡の不通

虚労による全身的な気血津液不足による．

（抑肝散については，83 抑肝散加陳皮半夏の項（p.186〜191）を参照）

症例3：30代，女性

主　訴：頭痛

既往歴・家族歴：特になし

現病歴：初潮後より，月経前に頭痛がしばしば出現していた．

半年前より，多忙により，ひどい頭痛が出現．NSAID を内服するも効果なく，頭痛が持続した．仕事を休むことが多くなり近医受診，MRI，神経学的所見など異常なく，片頭痛と診断．スマトリプタンを処方され，症状は改善したが，数時間で再燃するため，呉茱萸湯を内服．軽度症状は改善したが，顕著な改善は認められなかったため，X 年 2 月，当科初診

現　症

イライラや抑うつはあまりない．胃もたれはしない．月経痛あり．手足は冷える．また，月経直前も頭痛が出現することがある．ストレス以外はクーラーなどで頭痛が出現する．

脈　診：沈弦細遅按じて細渋　左右同

舌　診：舌色淡　薄白苔

腹　診：心下痞鞕軽度，臍上悸・腹直筋緊張・両側鼠径部圧痛あり

漢方医学的所見

〈八綱弁証〉

裏　証：脈沈

虚実錯雑：寒

気血水：血虚・血寒

五　臓：肝

治　法：補血・温通散寒

当帰四逆加呉茱萸生姜湯

また，大塚敬節の口訣より，「鼠径部圧痛」あり

経方医学的には

胃寒飲による脈外の気の不足と脈中の血の不足

脈外の気(手足尖端)の冷えには，桂皮，細辛，呉茱萸

胃の寒飲に生姜，呉茱萸

当帰四逆加呉茱萸生姜湯

▼肝・胆の病証（1）

病証	症候	治法	方剤例
肝気鬱結	憂鬱・いらいら感・胸脇脹痛・ため息・月経不順 脈診：弦	疏肝理気 解鬱	四逆散（しぎゃくさん） 柴胡桂枝湯（さいこけいしとう）
肝火上炎	怒りっぽい・いらいら感・頭のふらつき・頭痛・顔面紅潮・目の充血・耳鳴・突発性難聴・脇肋部の灼熱痛 舌診：紅，黄苔　　脈診：弦	清肝瀉火	竜胆瀉肝湯（りゅうたんしゃかんとう）
肝風内動	めまい・痙攣・震え・引きつり	平肝 滋陰 潜陽	釣藤散（ちょうとうさん） 抑肝散（よくかんさん） 半夏白朮天麻湯（はんげびゃくじゅつてんまとう）

▼肝・胆の病証（2）

病証	症候		治法	方剤例
肝血虚	めまい 耳鳴 視力減退 筋肉痙攣 しびれ	顔につやがない・爪が割れやすい・目が疲れやすい・月経血が少ない 舌診：淡白　　脈診：弦細	補血養肝	芎帰膠艾湯（きゅうききょうがいとう） 四物湯（しもつとう）
肝陰虚		顔面のほてり・胸肋部の灼熱感・夕刻の発熱・目の乾燥・盗汗・口渇 舌診：紅絳　　脈診：弦細，数	滋養肝陰	釣藤散（ちょうとうさん） 七物降下湯（しちもつこうかとう）
肝陽上亢	のぼせ・いらいら・怒りっぽい・めまい・耳鳴・頭痛・顔面紅潮・目の充血などが間欠的に増減して見られる・腰膝がだるく無力・筋肉のひきつり・しびれ 舌診：紅　　脈診：浮弦按じて無力，もしくは弦細		滋陰 平肝潜陽	加味逍遙散（かみしょうようさん） 滋陰至宝湯（じいんしほうとう）

▼肝・胆の病証（3）

病証	症候	治法	方剤例
寒滞肝脈	両下腹部の冷え痛み・陰のうや外陰の収縮・冷えると痛みが増強 舌診：滑苔　　脈診：沈弦	温経散寒 養血通脈	当帰四逆加呉茱萸生姜湯（とうきしぎゃくかごしゅゆしょうきょうとう）
肝胆湿熱	胸肋部の灼熱痛・口が粘る・腹満・黄疸・排便不爽・尿が濃く少量 舌診：紅，黄膩苔　　脈診：弦数	清利湿熱 疏利肝胆	茵蔯蒿湯（いんちんこうとう） 竜胆瀉肝湯（りゅうたんしゃかんとう）
胆鬱痰擾（痰熱上擾）	びくびくする・驚きやすい・動悸・不眠・口苦・悪心・嘔吐・めまい・耳鳴 舌診：黄膩苔　　脈診：弦滑	清熱化痰 理気	竹筎温胆湯（ちくじょうたんとう）

▼ 心・小腸の病証（1）

病証		症候	治法	方剤例
心気虚	心悸怔忡不安	顔色白・呼吸困難・労作で増悪・自汗 舌診：淡白　　脈診：結代	補心気 安神	けいしかりゅうこつぼれいとう 桂枝加竜骨牡蛎湯
心陽虚		心気虚の症候＋四肢冷・胸痛・冷え性 舌診：淡白腫大，舌苔白滑 脈診：微細	補心気 温心陽 安神	けいしにんじんとう 桂枝人参湯
心血虚		不眠・多夢・健忘・めまい・顔につやなし 舌診：淡白　　脈診：微細渋無力	養血案神	きひとう 帰脾湯 にんじんようえいとう 人参養栄湯
心陰虚		心血虚の症候＋ 盗汗・潮熱・両頬紅潮 舌診：紅　　脈診：細数	養血 滋陰 安神	しゃかんぞうとう 炙甘草湯

▼ 心・小腸の病証（2）

病証		症候		治法		方剤例
心脈痺阻	気滞		腫脹痛・情緒変動で発作 脈診：弦	行気		きじつがいはくけいしとう 枳実薤白桂枝湯
	血瘀	胸の閉塞様の疼痛発作	針刺痛 舌診：紫，瘀斑 脈診：細渋あるいは結代	宣通心脈	活血化瘀	けっぷちくおとう 血府逐瘀湯 しぎゃくさん （四逆散 けいしぶくりょうがん ＋桂枝茯苓丸）
	痰阻		胸のつまり・痰が多い・身体が重だるい 舌診：苔白膩　　脈診：滑		化痰	かろうがいはくはんげとう 栝楼薤白半夏湯
	寒凝		激痛・温めると軽減・寒がる・冷え 舌診：青，白滑苔 脈診：遅もしくは緊		散寒通脈	けいしぶしとう 桂枝附子湯 ごしゅゆとう 呉茱萸湯

▼ 心・小腸の病証（3）

病証	症候	治法	方剤例
小腸実熱	焦躁・口内炎・尿が濃く少量・排尿時の灼熱痛・血尿 舌診：紅　　脈診：数	清熱利水	どうせきさん 導赤散 せいしんれんしいん 清心蓮子飲
心火上炎	顔面紅潮・狂躁・出血・不眠・焦躁・胸苦・口内炎 舌診：舌尖紅　　脈診：数で有力	清心瀉火	さんおうしゃしんとう 三黄瀉心湯 おうれんげどくとう 黄連解毒湯

導赤散：地黄，甘草，木通を等分

▼脾胃の病証（1）

病　証			症　候	治　法	方剤例
脾気虚	脾胃気虚	元気がない　疲れやすい	食欲不振・腹満・四肢無力・泥状～水様便 舌診：淡白　　脈診：細，無力	健脾益気 和胃	四君子湯 けいひとう 啓脾湯 りっくんしとう 六君子湯
	脾陽虚		脾気虚の症候＋ 腹痛・喜按（さすると痛みが軽減）・四肢冷・ 寒がり 舌診：淡白，腫大，舌苔白滑，地図状 脈診：沈遅，無力	温中健脾	にんじんとう　りちゅうとう 人参湯(理中湯) ぶしりちゅうとう 附子理中湯
	中気下陥		立ちくらみ・無力感・下腹部下墜感・脱肛・ 子宮下垂 脈診：全体的には沈で無力，右寸口弱	益気健脾 昇陽挙陥	ほちゅうえっきとう 補中益気湯 しょうかんとう 昇陥湯

昇陥湯：黄耆・知母・柴胡・桔梗・升麻

▼脾胃の病証（2）

病　証		症　候	治　法	方剤例
気虚発熱	元気がない	反復する発熱 舌診：紅　　脈診：浮大按じて無力	甘温除大熱	ほちゅうえっきとう 補中益気湯
気不摂血	気力がない	慢性に反復する出血・月経過多 舌診：淡白　　脈診：細按じて無力	益気摂血 温陽摂血	きひとう 帰脾湯 おうどとう 黄土湯
脾陰虚	疲れやすい	口乾・口唇の乾燥・食べると腹満・手足のほて り・便秘・尿が濃い 舌診：紅，少苔　　脈診：細数	滋補脾陰 益気	じんりょうびゃくじゅつさん 参苓白朮散 けいひとう 啓脾湯

▼脾胃の病証（3）

病 証		症 候		治 法	方剤例
湿困脾胃	寒湿困阻	腹満 腹痛 食欲不振 悪心 嘔吐 下痢	口乾がない 舌診：淡白，白膩苔　　脈診：軟緩	燥湿運脾 行気和胃	平胃散（へいいさん） 胃苓湯（いれいとう） 藿香正気散（かっこうしょうきさん）
	湿熱蘊結		口乾・口が粘る・油ものが鼻につく・尿が濃い・黄疸・瘙痒 舌診：紅，白〜黄膩苔　　脈診：緩	清熱利湿	（茵陳）五苓散（いんちん ごれいさん）
胃陰虚		上腹部痛・空腹感あるが食べたくない・乾嘔・便秘・口乾 舌診：紅　　脈診：細数		滋養胃陰	麦門冬湯（ばくもんどうとう）
胃気虚		食欲不振・食べられない・食べるとすぐに満腹・上腹部が脹る 舌診：淡白　　脈診：沈按じて無力		通降胃気	六君子湯（りっくんしとう）

▼脾胃の病証（4）

病 証	症 候	治 法	方剤例
脾不統血	慢性に反復する出血・皮膚溢血・月経過多 舌診：淡白　　脈診：細	益気摂血	帰脾湯（きひとう）
胃寒	上腹部の冷え痛み・冷やすと痛みが増強・口渇がない・つばやよだれが多い・四肢の冷え 舌診：淡白，白膩苔　　脈診：遅	温胃散寒 降逆止嘔	呉茱萸湯（ごしゅゆとう） 大建中湯（だいけんちゅうとう） 安中散（あんちゅうさん）
胃熱	上腹部の灼熱痛・呑酸・胸やけ・嘔吐・口渇・冷たいものを飲みたがる・飢餓感・歯肉の腫脹や疼痛・口臭・便秘 舌診：紅，黄苔　　脈診：滑数	清胃瀉火	白虎加人参湯（びゃっこかにんじんとう） 調胃承気湯（ちょういじょうきとう）

▼肺・大腸の病証（1）

病 証		症 候	治 法	方剤例
肺気虚	慢性の咳嗽	無力な咳嗽・動くと増強する・声に力がない・元気がない・疲れやすい 舌診：淡白，白苔　　脈診：無力	補肺益気	啓脾湯（けいひとう） 黄耆建中湯（おうぎけんちゅうとう）
肺陰虚	呼吸困難	乾咳・無痰あるいは少量で粘稠な痰・痰に血が混じる・咽乾・嗄声・るい痩・潮熱・盗汗 舌診：紅，乾燥，少苔　　脈診：細数	滋陰潤肺	麦門冬湯（ばくもんどうとう） 滋陰降火湯（じいんこうかとう）

▼肺・大腸の病証（2）

病証	症候		治法	方剤例
風寒束肺	咳嗽喀痰	うすい痰・鼻閉・鼻みず・悪寒・無汗・発熱 舌診：薄白苔　　　脈診：浮緊	辛温宣肺 止咳	麻黄湯 まおうとう
寒飲客肺		発作時の咳嗽や呼吸困難・うすい痰・冷え 舌診：淡白腫大，白滑苔　　　脈診：沈弦	温肺化飲	苓甘姜味辛夏仁湯 りょうかんきょうみしんげにんとう 小青竜湯 しょうせいりゅうとう
痰濁阻肺		粘稠白色の痰・多量で喀出しやすい・胸苦しい・喘鳴 舌診：腫大，白膩苔　　　脈診：滑	燥湿化痰 理気健脾	二陳湯 にちんとう 胃苓湯 いれいとう
風熱犯肺		黄色の痰・鼻閉・咽痛・発熱 舌診：舌尖紅，薄黄苔　　　脈診：浮数	疏散風熱 宣肺止咳	桑菊飲 そうぎくいん 銀翹散 ぎんぎょうさん

▼肺・大腸の病証（3）

病証	症候	治法	方剤例
熱邪壅肺	黄色粘稠な痰・呼吸困難・高熱・口渇・時に煩躁 舌診：紅，舌苔が黄　　　脈診：滑数	清瀉肺熱 化痰止咳	麻杏甘石湯 まきょうかんせきとう 辛夷清肺湯 しんいせいはいとう 柴陥湯 さいかんとう
大腸陰虚（腸燥便秘）	兎糞状の乾燥便・便秘・排便困難・口乾・習慣性・老人性の便秘 舌診：紅，乾燥　　　脈診：細渋	増液潤腸 通便	潤腸湯 じゅんちょうとう 麻子仁丸 ましにんがん
大腸湿熱	悪臭のある粘液〜粘血の下痢・腹痛・テネスムス・肛門の灼熱感 舌診：紅，黄膩苔　　　脈診：軟数あるいは滑数	清熱化湿 止痢	黄芩湯 おうごんとう

▼腎・膀胱の病証（1）

病　証		症　候	治　法	方剤例
腎陰虚	腰や膝がだるく無力 耳鳴 元気がないなど 腎精不足の症候	頬部紅潮・ほてり・のぼせ・潮熱・五心煩熱・咽の乾燥・盗汗 舌診：鮮紅，少〜無苔　　脈診：細数	滋陰補腎	六味丸（ろくみがん）
腎陽虚		寒がる・四肢の冷え・インポテンツ・早漏・不妊 舌診：淡白腫大，白滑苔 脈診：沈無力	温補腎陽	八味地黄丸（はちみじおうがん） 真武湯（しんぶとう） 牛車腎気丸（ごしゃじんきがん）
腎気不固		夜間頻尿・尿失禁	補腎	上記処方に加えて 黄耆建中湯（おうぎけんちゅうとう） 小建中湯（しょうけんちゅうとう）

▼腎・膀胱の病証（2）

病　証	症　候	治　法	方剤例
腎精不足 （腎気不足）	小児では， 発育遅延（身長が伸びない，永久歯が生えないなど）・発達遅延（言語能力や身体能力） 成人では， フレイル・耳鳴・聴力減退・健忘・恍惚状態・集中力がない・動作緩慢・腰や膝がだるく無力・月経不順・不妊	補腎益精	六味丸（ろくみがん） 左帰飲（さきいん） 左帰丸（さきがん）
膀胱湿熱	頻尿・尿意切迫・排尿痛・混濁尿 舌診：黄膩苔　　脈診：数	清熱利湿	五淋散（ごりんさん）

▼臓腑兼証（1）

病　証	症　候	治　法	方剤例
心肺気虚	慢性の咳嗽・息切れ・動悸・動くと症状が増悪 舌診：淡白　　脈診：細無力	補益心肺	参蛤散 （じんかいさん）
心脾両虚	動悸・不眠・多夢・健忘・元気がない・疲れやすい・食欲がない・腹満・泥状便・出血 舌診：淡白　　脈診：細無力	補養心肺	帰脾湯 （きひとう） 人参養栄湯 （にんじんようえいとう）
心腎不交	不眠・動悸・耳鳴・腰や膝がだるく無力・遺精・五心煩熱 舌診：鮮紅　　脈診：細数	交通心腎	天王補心丹 （てんおうほしんたん） 黄連阿膠湯 （おうれんあきょうとう） 交泰丸 （こうたいがん）
肺腎陽虚	動悸・呼吸困難・寒がる・四肢の冷え・浮腫・尿量減少 舌診：暗赤，淡白，白膩苔　　脈診：沈無力	温腎壮陽利水	桂枝加苓朮附湯 （けいしかりょうじゅつぶとう） 真武湯加桂枝 （しんぶとうかけいし）

▼臓腑兼証（2）

病　証	症　候	治　法	方剤例
肺腎陰虚	咳嗽・少痰・痰に血が混る・喀血・盗汗・五心煩熱・潮熱・腰や膝がだるく無力・遺精 舌診：紅，少苔　　脈診：細数	滋腎潤肺	都気丸 （ときがん） 麦味地黄丸 （ばくみじおうがん） 三才湯 （さんさいとう）
脾肺気虚	元気がない・声に力がない・物を言うのがおっくう・息切れ・咳嗽・食欲不振・泥状便 舌診：淡白腫大，白苔　　脈診：無力	補土生金 （益気健脾・補肺）	六君子湯 （りっくんしとう） 参苓白朮散 （じんりょうびゃくじゅつさん）
肺胃陰湿	口渇・水分を欲する・乾咳・少痰・乾嘔・空腹感はあるが食べられない 舌診：紅，乾燥，少苔～無苔　　脈診：細	滋養肺胃	沙参麦門冬湯 （しゃじんばくもんどうとう） 養胃湯 （よういとう） 麦門冬湯 （ばくもんどうとう）
脾腎陽虚	寒がる・四肢の冷え・膝や腰がだるく無力・慢性の下痢あるいは五更瀉・消化不良 舌診：淡白腫大，白滑苔　　脈診：沈細遅	温腎健脾	四逆湯 （しぎゃくとう） 附子理中湯 （ぶしりちゅうとう）

▼臓腑兼証（3）

病　証		症　候	治　法	方剤例
肝火犯肺〔木火刑金〕		いらいら・怒りっぽい・咳嗽・粘稠な痰・痰に血が混る 舌診：紅，黄苔　　脈診：弦数	清肝寧肺	咳血方_{がいけつほう}
心肝火旺		いらいら・怒りっぽい・不眠・動悸・焦燥・頭痛・目の充血 舌診：舌尖紅，黄苔　　脈診：弦数	清心瀉火 清肝解鬱	竜胆瀉肝湯 三黄瀉心湯
肝胃不和	肝気犯胃	悪心嘔吐上腹痛 いらいら・怒りっぽい・胸脇部の脹った痛み・曖気・呑酸・吃逆 脈診：弦	疏肝理気 和胃降逆	小柴胡湯 大柴胡湯 左金丸
	肝寒犯胃	頭痛・冷え・寒け・つばやよだれが多い 舌診：淡白，白滑苔　　脈診：沈弦	温肝散寒 温中降逆	呉茱萸湯

咳血方：青黛，栝楼，海石，山梔子，訶子

▼臓腑兼証（4）

病　証		症　候	治　法	方剤例
肝脾不和	肝気犯脾	腹満腹痛下痢 ゆううつ・いらいら・怒りっぽい・胸脇部の脹った痛み 脈診：弦	疏肝理気 健脾	逍遙散 加味逍遙散
	脾虚肝乗	食欲不振・元気がない・疲れやすい 舌診：淡白　　脈診：沈細無力	健脾柔肝	痛瀉要方 芍薬甘草湯 桂枝加芍薬湯 当帰芍薬散
肝腎陰虚		頭暈・耳鳴・視力減退・目の乾燥・口乾・胸脇部が脹る・腰や膝がだるく無力・五心煩熱・盗汗・遺精・過少月経・無月経・不妊 舌診：紅，少苔〜無苔　　脈診：弦細	滋養肝腎	杞菊地黄丸 一貫煎

一貫煎：北沙参，麦門冬，当帰，地黄，枸杞子，川楝子_{せんれんし}

7 漢方薬の副作用

　漢方薬は天然物原料である生薬から構成されるため，副作用はないと誤解されていることがあります．確かに，複合系薬剤である漢方薬は，単一もしくは数個の化学物質から成る薬剤と比較すると，副作用の頻度は低い傾向にあります．しかし，1991年3月当時の厚生省から小柴胡湯による間質性肺炎の死亡例が医薬品副作用情報として発表され，漢方薬にも副作用があることが広く知られるようになりました（**表1**）．

　現代医療における漢方方剤の使用方法の特徴として，①西洋医学と併用される，②高齢者に対する処方頻度の増加，③急激な処方数の増加，の3点が挙げられます．漢方薬の多くが病名処方されるようになり，間質性肺炎などの副作用の報告が増加していると報告されています[1]．単一な物質から成る薬剤に用いられるリンパ球幼若化試験は複合系の薬剤である漢方薬においては偽陽性率が高くなるため，信頼性の低い結果となります[2]．よって，漢方方剤が副作用の原因であるかを確認することは難しいのです．本項では，副作用を回避するため，副作用か否かを確認するために必要な知識を，薬理学的知識と臨床経験を踏まえて述べます．

表1▼漢方方剤の副作用

①薬剤性間質性肺炎
②甘草配合方剤による偽アルドステロン症：グリチルリチン製剤，K排泄型
　利尿薬との併用に注意
③薬剤性肝機能障害
④麻黄配合方剤による動悸・血圧上昇
⑤附子配合方剤による動悸・不整脈（アコニチン＊中毒）
⑥乳糖不耐症：腹部膨満，下痢
⑦すべての漢方方剤によるアレルギー反応，薬疹：特に桂皮，黄耆など
⑧地黄・麻黄配合方剤による胃腸障害
⑨大黄配合方剤による下痢，消化管障害
⑩腸間膜静脈硬化症（mesenteric phlebosclerosis；MP）

＊中枢神経麻痺作用あり．成人致死量3〜4mg
　経皮・経粘膜吸収される．

1. 薬剤性間質性肺炎[3]

漢方方剤の副作用である薬剤性間質性肺炎の特徴は以下のとおりです.
- Ⅲ型・Ⅳ型アレルギー反応
- 発症頻度：0.004%
    ブレオマイシン8〜10%，メトトレキサート7%などと比較すると頻度は低いが，注意は必要
- 発症時期：多くは2か月以内，1週間〜数か月
- 初発症状：咳嗽・呼吸困難・発熱
- 検査：血液検査(CRP，LDH，KL-6，SP-Dなど)，胸部X線写真(ガラス陰影，浸潤陰影)，胸部CT，動脈血ガス分析
- 治療：薬剤中止，ステロイド投与
    処方例：①メチルプレドニゾロン　1g/日　3日間(点滴静注)
    　　　　②以後プレドニゾロン　1mg/kg　体重/日
    　　　　症状が安定したら2割ずつ2〜4週ごとに漸減する.

　患者の全身状態が悪い場合や，肺に線維化などの所見があり炎症の素地があると考えられる場合は，間質性肺炎のリスクが高く，重篤な病像をとりうるため，慎重な経過観察を要します．特に小柴胡湯は，危険因子(慢性呼吸器疾患，血小板10万/μl以下の慢性肝炎・肝硬変)がある場合には投与を避けます．また，インターフェロンとの併用は禁忌である点も留意しなければなりません.

　薬剤性間質性肺炎の報告がある方剤を表2に示します．黄芩配合方剤が多いと報告されていますが，黄芩が配合されていない方剤でも起こりうるため，どの漢方方剤でも間質性肺炎を生じる可能性があるというのが，今日の見解になっています．患者さんを慎重に診察することが肝要です.

表2▼間質性肺炎の報告がある方剤

- 柴胡剤（柴胡＋黄芩）
  小柴胡湯，大柴胡湯，柴胡桂枝湯，柴胡桂枝乾姜湯，柴胡加竜骨牡蛎湯，柴苓湯，柴朴湯
- 瀉心湯類（黄連＋黄芩）
  半夏瀉心湯，黄連解毒湯，三黄瀉心湯
- その他の黄芩を含有する方剤
  乙字湯，辛夷清肺湯，清肺湯，清心蓮子飲，二朮湯，潤腸湯，防風通聖散，温清飲，三物黄芩湯，五淋散
- 黄芩を含有しない方剤
  小青竜湯，防已黄耆湯，麦門冬湯，補中益気湯，牛車腎気丸，抑肝散

2. 甘草配合方剤による偽アルドステロン症

　甘草はグリチルリチンを含有し，偽アルドステロン症が発現する場合があります．血清カリウム値の低下，ナトリウムや体液の貯留，浮腫，血圧上昇，体重増加などの症状を呈します．したがって，アルドステロン症，ミオパチー，低カリウム血症の患者には投与を控えるべきで（**表3**），筆者は，甘草を含まない方剤を選択処方するようにしています．甘草は多くの漢方エキス製剤（約70％）に含まれるため，漢方薬同士の併用，グリチルリチン配合製剤，ループ利尿薬，サイアザイド系利尿薬との併用の際には高血圧，浮腫および低カリウム血症に十分な注意が必要です．

表3▼添付文書におけるアルドステロン症・ミオパチー・低カリウム血症の患者に対する投与制限

漢方エキス製剤		甘草含有（1日量）	記載事項
68. 芍薬甘草湯		6.0 g	禁忌
72. 甘麦大棗湯		5.0 g	禁忌
19. 小青竜湯	32. 人参湯	3.0 g	禁忌
56. 五淋散	64. 炙甘草湯		
77. 芎帰膠艾湯	82. 桂枝人参湯		
120. 黄連湯	122. 排膿散及湯		
138. 桔梗湯			
14. 半夏瀉心湯		2.5 g	禁忌
9. 小柴胡湯	84. 大黄甘草湯 など	2.0 g	使用上の注意
54. 抑肝散 など		1.5 g	使用上の注意
43. 六君子湯 など		1.0 g	使用上の注意

3. 薬剤性肝機能障害

　漢方方剤による肝機能障害は全薬物中4.7％を占め，原因となる方剤としては多い順に小柴胡湯，柴苓湯，葛根湯が挙げられます[4]．初発症状は，黄疸，全身倦怠感，腹部症状などがあり，アレルギー症状や白血球・好酸球の増多を伴う例は少ないです．1999年の全国調査では，肝細胞障害型53.9％，混合型35.0％，胆汁うっ滞型11.0％でした．無症状で定期検査や健診にて初めて肝障害に気付くケースが52.4％と過半数を占めていたこと，肝障害発症の時期は服用開始から3か月以内が約8割を占めていたと報告されていることから，3か月以内の採血が必要です．とはいえ，4か月目になっても発症する症例もあり，引き続き定期的に血液検査を施行する必要があります．起因漢方薬としては，黄芩を含む方剤による薬剤性肝機能障害の報告例が多いです．2016年2月現在において，医療用漢方エキス製剤で添付文書の副作用に肝障害の記載がある方剤は，147方剤中46方剤で，31.3％を占めています．また，そのうち黄芩を含むものは46方剤中24

方剤，52.2％です（**表4**）．黄芩を含む方剤を長期に使用する場合は，薬剤性肝障害を念頭に置くべきでしょう．

表4▼ 医療用漢方エキス製剤で添付文書の副作用に肝障害，肝機能異常の記載のある方剤（黄芩を含む方剤にはアンダーラインを表示）

1. 葛根湯	3. 乙字湯	7. 八味地黄丸	8. 大柴胡湯
9. 小柴胡湯	10. 柴胡桂枝湯	11. 柴胡桂枝乾姜湯	12. 柴胡加竜骨牡蛎湯
14. 半夏瀉心湯	15. 黄連解毒湯	19. 小青竜湯	20. 防已黄耆湯
23. 当帰芍薬散	24. 加味逍遥散	25. 桂枝茯苓丸	27. 麻黄湯
29. 麦門冬湯	34. 白虎加人参湯	38. 当帰四逆加呉茱萸生姜湯	41. 補中益気湯
43. 六君子湯	48. 十全大補湯	50. 荊芥連翹湯	51. 潤腸湯
54. 抑肝散	57. 温清飲	58. 清上防風湯	62. 防風通聖散
67. 女神散	68. 芍薬甘草湯	76. 竜胆瀉肝湯	88. 二朮湯
90. 清肺湯	96. 柴朴湯	100. 大建中湯	104. 辛夷清肺湯
105. 通導散	107. 牛車腎気丸	108. 人参養栄湯	109. 小柴胡湯加桔梗石膏
111. 清心蓮子飲	113. 三黄瀉心湯	114. 柴苓湯	121. 三物黄芩湯
127. 麻黄附子細辛湯	135. 茵蔯蒿湯		

4. 麻黄配合方剤による副作用

　麻黄配合方剤による副作用を**表5**に示します．また，麻黄を含有する方剤を**表6**に示します．特に，高齢者において注意する必要があります．

表5▼麻黄配合方剤による副作用

1．消化器症状
　・胃もたれ，食欲不振，心窩部痛，下痢などを起こす．
　・プロスタグランジン E_2（PGE_2）を介する胃粘膜への作用によるもの．
　・若年者よりも高齢者に多くみられる．
2．不眠
　・エフェドリンの中枢興奮作用による．
　・高齢者に多い．
3．尿閉
　・頻度は1〜数%，前立腺肥大のある患者には注意して投与．
4．交感神経系賦活に伴う諸症状（血圧上昇，頻脈，不整脈）
　・虚血性心疾患や甲状腺機能亢進症患者に投与するときは，注意が必要．

表6▼麻黄を含む方剤

1日量	方剤名	
6g	28．越婢加朮湯	
5g	27．麻黄湯	85．神秘湯
4g	52．薏苡仁湯	55．麻杏甘石湯
	78．麻杏薏甘湯	95．五虎湯
	127．麻黄附子細辛湯	
3g	1．葛根湯	2．葛根湯加川芎辛夷
	19．小青竜湯	
1.5g	62．防風通聖散	

5. 附子配合方剤，附子末による副作用

附子に含まれるアコニチンが問題となります．アコニチン中毒の症状としては，以下のようなものがあります．

- 初期，軽度：口唇や舌のしびれ，手足のしびれ
- 中等度：嘔吐，腹痛，下痢，不整脈，血圧低下
- 重症：けいれん，呼吸不全(呼吸中枢麻痺)

服用後，10〜20分以内に発症することが多いです．致死量はアコニチン2〜6 mgであり，通常の処方ではこの量に達することはないです．

低胃酸状態で吸収が増大するため，胃酸を減少させる薬剤を服用している場合や，高齢者では注意が必要です．

6. 乳糖不耐症

漢方エキス製剤では，賦形剤として乳糖が用いられることが多いため，問診で牛乳を飲むとお腹が緩くならないかを確認し，どうしても服用したい場合は，乳糖分解酵素を併用すると副作用が軽減されます．

7. すべての漢方方剤によるアレルギー反応，薬疹

アレルギー症状として，皮疹やアナフィラキシー症状を生じる場合があります．特に桂皮，黄耆，人参，地黄を含む方剤には注意が必要です．

8. 地黄・麻黄配合方剤による胃腸障害

胃腸障害は比較的生じやすい漢方方剤の副作用です．地黄，麻黄に加え，当帰，川芎，石膏，山梔子，酸棗仁，薏苡仁などを含む方剤では，胃部不快感，食欲不振，胃もたれ，胃痛，悪心，嘔吐など上部消化管機能障害を生じる場合があります．中でも地黄は多くの方剤に含まれますが(**表7**)，胃排出機能を低下させるため，上部消化管障害を引き起こすことが多いのです．主成分のcatalpolなどによる弱い瀉下作用により，下痢傾向になったと訴えがある場合もあります．胃粘膜病変を生じるものではないため，

胃蠕動運動を促進する六君子湯（りっくんしとう）のような方剤と併用すると良い場合もあります．胃腸虚弱者や高齢者には，食後の服用や投与量の減量も効果的です．

表7▼地黄を含む方剤

1日量	方剤名		
6 g	7. 八味地黄丸（はちみじおうがん）	51. 潤腸湯（じゅんちょうとう）	64. 炙甘草湯（しゃかんぞうとう）
	77. 芎帰膠艾湯（きゅうききょうがいとう）	121. 三物黄芩湯（さんもつおうごんとう）	
5 g	76. 竜胆瀉肝湯（りゅうたんしゃかんとう）	87. 六味丸（ろくみがん）	107. 牛車腎気丸（ごしゃじんきがん）
4 g	57. 温清飲（うんせいいん）		
	86. 当帰飲子（とうきいんし）	108. 人参養栄湯（にんじんようえいとう）	
3 g	22. 消風散（しょうふうさん）	46. 七物降下湯（しちもつこうかとう）	48. 十全大補湯（じゅうぜんたいほとう）
	56. 五淋散（ごりんさん）	71. 四物湯（しもつとう）	112. 猪苓湯合四物湯（ちょれいとうごうしもつとう）

9. 大黄配合方剤による下痢，消化管障害

大黄は，元来下剤として用いられますが，服用時に腹痛を生じたり，下痢になる場合があります．大黄を含む方剤を**表8**に示します．

表8▼大黄を含む方剤

1日量	方剤名		
4 g	84. 大黄甘草湯（だいおうかんぞうとう）	126. 麻子仁丸（ましにんがん）	
3 g	61. 桃核承気湯（とうかくじょうきとう）	105. 通導散（つうどうさん）	113. 三黄瀉心湯（さんおうしゃしんとう）
2 g	8. 大柴胡湯（だいさいことう）	33. 大黄牡丹皮湯（だいおうぼたんぴとう）	51. 潤腸湯（じゅんちょうとう）
	74. 調胃承気湯（ちょういじょうきとう）	133. 大承気湯（だいじょうきとう）	134. 桂枝加芍薬大黄湯（けいしかしゃくやくだいおうとう）
1.5 g	62. 防風通聖散（ぼうふうつうしょうさん）		
1 g	3. 乙字湯（おつじとう）	89. 治打撲一方（ぢだぼくいっぽう）	135. 茵蔯蒿湯（いんちんこうとう）
0.5 g	59. 治頭瘡一方（ぢづそういっぽう）		

10. 腸間膜静脈硬化症(mesenteric phlebosclerosis；MP)

　腸間膜静脈硬化症の基本的な病態は，腸間膜静脈の石灰化に伴う慢性腸管循環不全による虚血です．成因としては肝疾患，血管炎，糖尿病などの関与が挙げられます．近年，漢方方剤との関連が注目され，山梔子が原因となる場合が多く，山梔子を含む漢方薬の投与期間と投与量に比例して副作用出現率が上がることが報告されています[5]．山梔子を含む方剤を**表9**に示します．

表9▼山梔子を含む方剤

1日量	方剤名		
3g	104. 辛夷清肺湯	135. 茵蔯蒿湯	314. 梔子柏皮湯
2〜2.5g	15. 黄連解毒湯 90. 清肺湯	24. 加味逍遙散 137. 加味帰脾湯	58. 清上防風湯
1.5g	50. 荊芥連翹湯	57. 温清飲	80. 柴胡清肝湯
1.2g	62. 防風通聖散		
1g	76. 竜胆瀉肝湯		

文献
1) 本間真人：漢方薬の副作用と安全性．薬事，53：1725-1729，2011.
2) Mantani N, Sakai S, Kogure T, et al：Herbal medicine and false-positive results on lymphocyte transformation test. Yakugaku Zasshi, 122：399-402, 2002.
3) 重篤副作用疾患別対応マニュアル　間質性肺炎(肺臓炎，胞隔炎，肺線維症)．平成18年11月．厚生労働省．
4) 重篤副作用疾患別対応マニュアル　薬剤性肝障害．平成20年4月．厚生労働省．
5) Nagata Y, Watanabe T, Nagasaka K, et al：Total dosage of gardenia fruit used by patients with mesenteric phlebosclerosis. BMC Complementary and Alternative Medicine BMC series-open, inclusive and trusted201616：207 https://doi.org/10.1186/s12906-016-1182-1.

8 感染症の漢方治療
―初期のかぜを中心に―

　一般内科外来や救急外来で最も多い疾患はいわゆる「かぜ」でしょう．そして，初期のかぜは，特に漢方が優位な分野です．なぜなら，初期のかぜは他の感染症と区別はつかないうえ，原因がわからないことが多いからです．かぜに使う漢方薬の効果を実感し，経験を積むことにより，他の疾患でも漢方を処方することが容易になると思います．また，病気の進行やその速さなどには個人差があり，十分な病態の観察と考察により，その病態に合わせた処方をすることが重要です．そのため，『傷寒論』には，1つの病を1つの処方で治し続けるという考えは全くありません．そこに，『傷寒論』の面白さがあります．

　また，まだ抗生物質もワクチンもなかった時代，漢方医学の主要な対象は感染症でした．しかし漢方薬が重篤な感染症にも有効であるという事実は広くは知られていないと思います．漢方医学の専門家という立場から私見を言えば，漢方の現代医学とは異なった感染症へのアプローチは，今日でも役立ちます．是非，勉強して実践していただきたいと思います．

『傷寒論』とは

　漢方では，急性感染症を傷寒と言います．後漢末期の紀元前200年頃に，張 仲景という人物が『傷寒論』を著しました．正確には，張 仲景自ら「博采衆方」と言うように，処方を編纂したと言われています．そして，そのことは歴史上決定的な仕事となったのです．さて，もう一つの重要な古典である『黄帝内経』は，春秋戦国から漢の時代，数百年の間に作られた古典で，基本的に陰陽学説もしくは老荘思想に基づいて記述され，時代を経るうちに五行学説を含むようになりました．しかし，『傷寒論』のなかには，少なくとも処方の部分には，五臓論はほとんどみられません．その後，紀元後280年頃に王 叔和が再度編纂していますし，その後も各時代に『傷寒論』を存続させるために処方が何度も集め直されています．最終的には宋代に宋政府によってまとめられ(宋板傷寒論)，明代に趙 開美版という形で翻刻されています．

六病位とは

　『傷寒論』のなかに定義されている病期の段階を六病位(中医学では六経弁証)と言います．急性感染症においては，六病位が特に重要です．生体反応と病勢によって変化する疾病状態の段階分けのことです(**表1**)．例えば，

　　ぞくぞくします→食欲がなくなってきました→熱がこもって，熱くて苦しい→寒くてだるくて立っていられない

　といったかぜの症状変化を，使う処方がわかりやすいように段階分けしたものです．六病位は，陽証と陰証の2群に分けられます．陽証は，熱性，活動性，発揚性で，陰証は，寒性，非活動性，沈降性で，

　陽　証：太陽病，陽明病，少陽病

　陰　証：太陰病，少陰病，厥陰病

という6段階に分類されます．

　病位の決定は，発熱，悪寒，悪風の有無，食欲不振や嘔吐などの消化器症状の有無，二便の性状を問診でよく聞き，切診で確認しながら決定して

表1▼『傷寒論』における六病位

病　期	大　綱	特　徴	脈や舌，腹症	主な処方
太陽病	太陽之爲病，脉浮，頭項強痛，而悪寒	頭痛，発熱，悪寒，悪風	特になし	麻黄湯 桂枝湯 葛根湯
陽明病	陽明之爲病，胃家實是也	胃に実邪がある．腹満便秘，潮熱，時に譫語(精神が混濁しうわごとを口走ること)	脈は洪大，沈実舌苔は黄，厚い	大承気湯 調胃承気湯 白虎加人参湯
少陽病	少陽之爲病，口苦咽乾目眩也	寒熱往来，口が苦い・乾く，めまい	胸脇苦満	柴胡桂枝湯 小柴胡湯 大柴胡湯
太陰病	太陰之爲病，腹満而吐，食不下，自利益甚，時腹自痛，若下之，必胸下結鞕	腹満，下痢，腹痛	腹は虚満	桂枝加芍薬湯 桂枝加芍薬大黄湯
少陰病	少陰之爲病，脉微細，但欲寐也	悪寒，倦怠感，四肢の冷え	脈は微細腹は軟弱	真武湯 麻黄附子細辛湯
厥陰病	厥陰之爲病，消渇，氣上撞心，心中疼熱，飢而不欲食，食則吐蚘，下之利不止	上熱下寒(戴陽)，四肢の冷えがひどい，下痢，食欲不振	脈は沈微細腹は軟弱無力	茯苓四逆湯 (真武湯＋人参湯)

表2▼桂枝湯加減のエキス剤

	桂枝	芍薬	大棗	生姜	炙甘草	
けい し とう 桂枝湯	3両	3両	12枚	3両	2両	
【桂枝湯加芍薬類】						
けい し か しゃくやくとう 桂枝加芍薬湯	3	6	12	3	2	
けい し か だいおうとう けい し か しゃくやくだいおうとう 桂枝加大黄湯(桂枝加芍薬大黄湯)	3	6	12	3	2	大黄　2
しょうけんちゅうとう 小建中湯	3	6	12	3	2	膠飴　1升
おう ぎ けんちゅうとう 黄耆建中湯	3	6	12	3	2	黄耆　3両 膠飴　1升
とう き けんちゅうとう 当帰建中湯	3	6	12	3	2	当帰　4両 膠飴　1升
【桂枝湯去芍薬類】						
しゃかんぞうとう 炙甘草湯	3	0	30	3	4	人参　2両 地黄　1斤 阿膠　2両 麦門冬　半升 麻子仁　半升
【その他】						
けい し か りゅうこつ ぼ れいとう 桂枝加竜骨牡蛎湯	3	3	12	3	2	竜骨　3 牡蛎　3
けい し か おう ぎ とう 桂枝加黄耆湯	3	3	12	3	2	黄耆　2
とう き し ぎゃく か ご しゅ ゆ しょうきょうとう 当帰四逆加呉茱萸生姜湯	3	3	25	半斤	2	当帰　3 細辛　3 呉茱　2 木通

いきます．患者の病位が六病位のどこに属しているか決定できれば，処方が容易に決定できるのです．陰陽，寒熱，表裏，虚実は，生体の疾病に対する反応による分類です（他項参照）．寒熱は，生体の呈する病状が熱性か寒性かを表し，表裏は生体における病気の部位を示します．これらの分類は，重なり合うこともあります．以上の要素を総合して，処方を決定していきます．

　六病位を把握することは処方決定に役立ちますが，六病位と処方は1対

表3▼ 初期のかぜの治療方剤

方　剤	使用目標
大青竜湯 （だいせいりゅうとう）	悪寒，無汗，口渇，精神不穏
麻黄湯 （まおうとう）	悪寒，無汗，関節痛
葛根湯 （かっこんとう）	悪寒，無汗，筋肉痛(肩・頸部)
桂枝湯 （けいしとう）	悪風，汗あり
桂麻各半湯 （けいまかくはんとう）	熱感，汗あり，咽喉痛
桂枝二越婢一湯 （けいしにえっぴいっとう）	熱感，汗あり，咽喉痛，口渇
麻黄附子細辛湯 （まおうぶしさいしんとう）	悪寒，無汗，倦怠感

太陽病の処方を示します．このなかで，大青竜湯（だいせいりゅうとう）と桂枝二越婢一湯（けいしにえっぴいっとう）にはエキス剤がないのですが，似た処方を組み合わせで作ることができます．

大青竜湯（だいせいりゅうとう）は，病邪が非常に強くて，生体の反応も強いような場合に用います．特に，熱でうなってしまうような，精神不穏がある状態が特徴です．エキス剤では，桂枝湯（けいしとう）と麻杏甘石湯（まきょうかんせきとう）をあわせて飲むと，似たような方意になります．場合によっては，麻黄湯（まおうとう）と越婢加朮湯（えっぴかじゅつとう）でも代用できます．麻黄湯（まおうとう）は，汗がなくて，寒気がし，節々が痛む症例に使います．

葛根湯（かっこんとう）は，肩こりがあった場合に効きやすいです．葛根には清熱作用もあるので，麻黄（まおう）湯よりやや穏やかに発汗して解熱する印象があります．熱性けいれんを起こしやすい子には葛根湯（かっこんとう）のほうが良い印象があります．汗が出ている場合の処方としては，まず桂枝（けいし）湯が挙げられます．これは，悪風が特徴です．悪風というのは，風などに当たるとぞくぞくすることです．風邪を憎むという意味です．咽喉痛がある場合には，桂麻各半湯（けいまかくはんとう）か，桂枝二越婢一湯（けいしにえっぴいっとう）を用います．桂枝二越婢一湯（けいしにえっぴいっとう）は，桂枝湯（けいしとう）と越婢加朮湯（えっぴかじゅつとう）で代用できます．

小青竜湯（しょうせいりゅうとう）は，喘鳴や水様性鼻汁などの水滞の症状を伴うときに用います．水滞が，肺を犯したと考えるとわかりやすく，もともと水滞傾向が強い子に有効であることが多いです．発疹性疾患で熱感があるときは，升麻葛根湯（しょうまかっこんとう）を用います．頭痛も訴えることが多いのも特徴です．突発性発疹を疑ったら，升麻葛根湯（しょうまかっこんとう）を処方すると，発疹が早く出て，解熱も早い印象があります．

1対応ではありません．例えば，桂枝湯（けいしとう）は太陽病の代表的な方剤ですが，陽明病期に用いることもあります．

　陽明病の桂枝湯証：邪は肉衛にあり

　太陽病の桂枝湯証：邪は肌衛にあり

　さらに，桂枝湯（けいしとう）に様々な生薬を加減することによって，様々な病態に対応します（**表2**）．そのため，桂枝湯（けいしとう）は「衆方の祖」と呼ばれます．

表4▼エキス剤組み合わせによるかぜ処方の作り方

大青竜湯 （だいせいりゅうとう）	石膏，麻黄，杏仁，桂枝，甘草，生姜，大棗 →麻黄湯（まおうとう）＋越婢加朮湯（えっぴかじゅつとう）
桂枝二越婢一湯 （けいしにえっぴいっとう）	生姜，大棗，石膏，桂枝，芍薬，甘草，麻黄 →桂枝湯（けいしとう）＋越婢加朮湯（えっぴかじゅつとう）（2：1）
桂麻各半湯 （けいまかくはんとう）	桂皮，杏仁，甘草，芍薬，大棗，麻黄，生姜 →桂枝湯（けいしとう）＋麻黄湯（まおうとう）（1：1）

初期のかぜ

　特に，初期のかぜは，効果が短期間ではっきりとわかるし，病態がそれほど複雑でないので，1つの処方で治療できることが多く，理解しやすいのが特徴です．

　初期のかぜに漢方を使う利点は以下の通りです．
1. 咳，鼻水，発熱など，いわゆるかぜの症状がなくても処方ができる
2. 予防的に抗生剤を使う頻度が減る
3. 西洋薬との併用により，病気の期間が短縮できる

初期のかぜに対する漢方薬の使い分け

　表3に，初期のかぜに対する漢方方剤の使い分けについて記載しました．また，葛根湯の項（かっこんとう）（p. 104〜107）に，麻黄湯（まおうとう），葛根湯（かっこんとう），桂枝湯（けいしとう）の，邪の種類による使い分けを記載しましたので，参考にしてください．

　初期以降の傷寒の処方については，**表4**に簡単に示します．

　大切なことは，六病位に大別して，よく病態を見極めて処方を変化させていくことです．

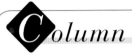

『傷寒論』が書かれた時代の感染症

　『傷寒論』の序文には，張 仲景がどうして『傷寒論』を著そうと決意したかについて，以下のような記載があります．

　「余が宗族素多し，向（さき）に二百に餘る．建安紀年以来，猶未だ十稔ならざるに，其の死亡する者，三分の有二，傷寒十其の七に居る」

　（私の一族は，もともとは二百人以上いたが，建安元年から 10 年もたたないのに，その 2/3 が死亡した．その中で，7/10 は傷寒で死亡した）

　単純に計算してみると，200×2/3×7/10＝93.3…

　と，まさに半数近くが傷寒（感染症）で死亡していた計算になります．このことから推察されるのは，いかに真剣に傷寒と向き合い，その治療法を研究したかということです．もう 1 つは，初期治療が非常に重視されたことです．今日のように抗生物質や抗ウイルス薬など，感染がある程度進行しても効果的な薬剤があるわけではなかった時代です．そこで，個人の免疫力を補強し病勢の進行を抑制するか，初期段階で治療するなどの予防医学的手法が主体となったと推察されます．この背景を理解すると，『傷寒論』が病気の変遷に合わせて記載されたものであり，現代社会でも応用できる処方が多いということに合点がいくと思います．

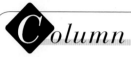

COVID-19

　この原稿を執筆中の 2020 年 1 月下旬より，COVID-19 患者が急増しました．中国での治療で大きな効果を上げた清肺排毒湯（せいはいはいどくとう）について説明します．清肺排毒湯（せいはいはいどくとう）は，幅広い病態に用いることができます．清肺排毒湯は，『傷寒論』にある，風寒邪によって引き起こされる外感熱病＝感染症に対する処方である，麻杏甘石湯（まきょうかんせきとう），射干麻黄湯（やかんまおうとう），小柴胡湯（しょうさいことう），五苓散（ごれいさん）を組み合わせたものが基本とされています．

　基礎方剤：麻黄 9 g，炙甘草 6 g，杏仁 9 g，生石膏 15〜30 g（先煎），桂枝 9 g，澤瀉 9 g，猪苓 9 g，白朮 9 g，茯苓 15 g，柴胡 16 g，黄芩 6 g，姜半夏 9 g，生姜 9 g，紫菀 9 g，款冬花 9 g，射干 9 g，細辛 6 g，山薬 12 g，枳実 6 g，陳皮 6 g，藿香 9 g．

　清肺排毒湯（せいはいはいどくとう）は，日本のエキス製剤にはありませんが，エキス製剤を組み合わせて同様なものを作ることができます．

　麻杏甘石湯（まきょうかんせきとう）＋胃苓湯（いれいとう）＋小柴胡湯加桔梗石膏（しょうさいことうかききょうせっこう）（左 3 剤を一緒に服用：70 歳以上は成人 1 日量の 2/3〜1/2）

　本来は，寒飲（寒湿）の咳嗽に効果的な射干，潤肺止咳化痰（肺を潤わせながら痰を排出させて咳を止める），款冬花は必須と思われるので，エキス剤での代用は難しいです．乾性咳嗽が多い場合には，より滋陰（潤わせること）するために麦門冬湯（ばくもんどうとう）を追加する必要がありますし，湿性咳嗽で痰が喀出しにくい場合には，竹筎温胆湯（ちくじょうんたんとう）を追加すると良いかもしれません．

　中華人民共和国国家衛生健康委員会の 2 月の発表では，清肺排毒湯（せいはいはいどくとう）での治療を確認済みの 701 症例のうち，130 症例が治癒および退院し，51 症例の臨床症状が消失，268 症例の症状が改善，212 症例が悪化せず安定した症状改善を示したと報告されています．COVID-19 に対する清肺排毒湯（せいはいはいどくとう）の効果的な治癒率は 90％以上です．

Publicity Department of the People's Republic of China. Press conference of the joint prevention and control mechanism of state council on Feb 17, 2020. http://www.nhc.gov.cn/xcs/fkdt/202002/f12a62d10c2a48c6895cedf2faea6e1f.shtml(accessed Feb 23, 2020 ; in Chinese)

　現代の感染症でも，『傷寒論』の知識が生かされ，多くの患者さんの役に立っているということは特筆に値すると思います．

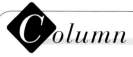

スペイン風邪

過去の感染症からも，学ぶことがあります．

20世紀初頭の1918年にスペイン風邪が流行した際にも，漢方薬が著効したといわれています．正確なエビデンスはないため，著作に残っている分を引用して説明します．

1．浅田流の治療

「師の木村医院に来た流感の中で，死亡したものは一人もなかったと，師博昭先生から聞いている．先生はこれに用いられた薬方は，初期にて，悪寒戦慄のあるものには，葛根湯を温服せしめて発汗させて，邪気を除くことによって，肺炎の併発を防ぎ，其の後は病症は多く陽明病に移行するので，主に小柴胡湯の証となり，咳嗽，喀痰あるものには，小柴胡湯加桔梗，石膏，知母，麦門冬を与えて多くは快癒したのであるが，初期において高熱を発したものには柴葛解肌陽や大青竜湯にて発汗解熱させ，また肺炎の疑いのあるものまたは肺炎に罹かっていたものには柴陥湯加竹筎，クループ性肺炎には竹筎温胆湯で死期から脱し得たものであった．」『浅田流　漢方診療の実際』より

上記をエキス剤で応用すると以下のようになります．

悪寒戦慄があれば葛根湯，その後小柴胡湯加桔梗石膏，
高熱があれば柴葛解肌湯（葛根湯＋小柴胡湯加桔梗石膏），大青竜湯（越婢加朮湯＋麻黄湯）
肺炎には柴陥湯もしくは竹筎温胆湯

2．一貫堂の治療

また，矢数格著の『漢方一貫堂医学』によれば，一貫堂の治療は以下の通りで，「之を服して治せざるものなし」とあります．

胃腸型には香蘇散加茯苓，白朮，半夏
肺炎型には小青竜湯加杏仁，石膏
脳症型には升麻葛根湯加白芷，川芎，細辛

この分類は，当時の西洋医学的な分類に基づいていたといいます．私見ではありますが，漢方医が診断をするにあたっての診察が困難であったことから，分類が容易な病型から処方を決定したのだと推察されます．

巻末　基本の 20 処方

　ここでは，主要な処方の使い方のポイントと，各会社による構成生薬の量の相違，処方する際に知っておくと良い研究結果をまとめました．文量が多くなってしまっているため，必要最小限にとどめましたが，ご自分でほかの処方についても同様にまとめてみても良いかもしれません．

001 葛根湯

メーカー	剤形	効能・効果	
小太郎	細粒	頭痛，発熱，悪寒がして，自然発汗がなく，項，肩，背などがこるもの，あるいは下痢するもの 感冒，鼻かぜ，蓄膿症，扁桃腺炎，結膜炎，乳腺炎，湿疹，蕁麻疹，肩こり，神経痛，偏頭痛	
ツムラ	顆粒	自然発汗がなく頭痛，発熱，悪寒，肩こりなどを伴う比較的体力のあるものの次の諸症： 感冒，鼻かぜ，熱性疾患の初期，炎症性疾患（結膜炎，角膜炎，中耳炎，扁桃腺炎，乳腺炎，リンパ腺炎），肩こり，上半身の神経痛，蕁麻疹	
クラシエ	細粒	感冒，鼻かぜ，頭痛，肩こり，筋肉痛，手や肩の痛み	
	錠剤		
大杉製薬	顆粒	感冒，鼻かぜ，頭痛，肩こり，筋肉痛，手や肩の痛み	
	細粒		
	錠剤		

傷病名 基本名称	頭痛，発熱，悪寒，感冒，結膜炎，角膜炎，中耳炎，乳腺炎，肩こり，神経痛，蕁麻疹，筋肉痛，扁桃炎，耳後部リンパ腺炎，単純性頸部リンパ腺炎，慢性副鼻腔炎，前腕神経痛

原　典

『傷寒論』：「太陽病，項背強ばること几几，汗無く悪風するは葛根湯之を主る」
　　　　　　「太陽と陽明の合病は必ず自下利す．葛根湯之を主る」
『金匱要略』：「太陽病，汗無くして小便反って少なく，気上りて胸を衝き，口噤みて語ることを得ず，剛痙を作さんと欲するは葛根湯之を主る」

基本コンセプト

　皮の寒邪の存在と，肌肉筋への風邪侵入により，筋肉への津液の供給が不足し，項背がこわばった状態に用いる．葛根湯は，胃の津液を生じて，

	構成生薬(g)							生薬 1日分 (g)	エキス 含有量 (g)	1日 服用量	単位 薬価 (円)	1日 薬価 (円)
	葛根	麻黄	大棗	桂皮	芍薬	甘草	生姜					
	4	4	3	2	2	2	1	18.00	4.80	7.5 g	6.60	49.50
	4	3	3	2	2	2	2	18.00	3.75	7.5 g	9.00	67.50
	8	4	4	3	3	2	1	25.00	5.20	7.5 g	7.30	54.75
	4	3	3	2	2	2	1	17.00	3.20	18 錠	3.70	66.60
	4	3	3	2	2	2	1	17.00	3.30	7.5 g	6.30	47.25
	8	4	4	3	3	2	1	25.00	3.50	6.0 g	10.20	61.20
	4	3	3	2	2	2	1	17.00	3.30	15 錠	3.90	58.50

肌肉筋を潤し，胃気を外に向けて発汗させて外邪を発散する．感冒の際には，寒気がして汗はなく，肩がこる状態に用いる．急性病でない肩こりや筋肉痛にも用いることがある．

臨床研究

文献 1）葛根湯早期服用による風邪症状悪化予防効果の，多施設，無作為化比較試験．風邪が悪化した参加者の割合は，葛根湯群で22.6％，パブロン群で25.0％で有意差はなかった（p＝0.66）．

文献 2）顎関節症による開口障害や筋部への痛みや他の随伴症状に対し葛根湯が有用であることが示されている．

文献 3）肩こりに対する葛根湯の有用性をサーモトレーサーを用いて測定した研究．肩こり改善群では葛根湯投与による側頸部体表温の

上昇が大きいことが示された.

文献 4) 葛根湯エキスを経口投与後の血清エフェドリンとプソイドエフェドリンの薬物動態比較研究. エフェドリンおよびプソイドエフェドリンの動態が, 投与量に比例することを示した.

基礎研究

文献 5) 葛根湯がヒト歯肉線維芽細胞によるリポ多糖類(LPS)誘発性プロスタグランジン E_2(PGE$_2$)産生を減少させることを示した先行研究から, 葛根湯構成生薬について検討した研究. 生姜は強く濃度に依存し, 甘草および桂枝は LPS 誘発性 PGE$_2$ 産生を適度に減少させた. 甘草は COX-2 活性を阻害したが, アネキシン 1 および COX-2 の発現を増加させ, LPS 誘導性 ERK リン酸化を変化させなかった. 桂枝は COX-2 活性および LPS 誘導性 ERK リン酸化を阻害したが, COX-2 発現をわずかに増加させ, cPLA2 およびアネキシン 1 発現を変化させなかった. 甘草および桂枝は COX-2 活性の阻害および cPLA2 活性の間接的に阻害することを示唆し, 生姜および葛根湯は, 炎症反応の改善に有用である可能性を示唆した.

文献 6) 経口免疫療法(OIT)は, 食物アレルギー(FA)に対して有望であるが, 長期的な有効性および安全性の面で制限がある. 葛根湯がマウスモデルにおける FA 症状の発生を抑制するという先行研究の結果から, 葛根湯が OIT の有効性を改善できるかどうかを検討した研究. 葛根湯の併用は, アレルギー症状に対する OIT の有効性を有意に高め, 葛根湯併用療法は, FA マウス結腸における RA 分解酵素 CYP26B1 mRNA の発現を減少させた.

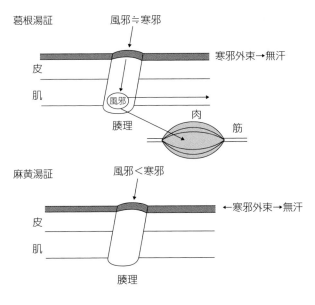

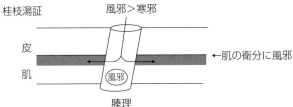

▲葛根湯証，麻黄湯証，桂枝湯証の違い
（「経方医学3」より引用）
○病因となる邪が異なる.
→病態が異なる.
→処方が異なる.
と考えるとわかりやすい.

文　献

1）Okabayashi S, et al：Intern Med, 53（9）：949-956, 2014.
2）佐野和生ほか：和漢医薬学会誌，5（1）：21-26，1988.
3）矢久保修嗣ほか：日東医誌，47（5）：795-802，1997.
4）Inotsume N, et al：臨床薬理，40（3）：79-83，2009.
5）Ara T, et al：Int Sch Res Notices, 9351787, 2016.
6）Nagata Y, et al：PLoS One, 12（1）：e0170577, 2017.

007 八味丸（八味丸料・八味地黄丸）
はち み がん　　はち み がんりょう　　はち み じ おうがん

メーカー	剤形	効能・効果	
小太郎	細粒	疲労・倦怠感が著しく，四肢は冷えやすいのにかかわらず，ときにはほてることもあり，腰痛があって咽喉が乾き，排尿回数多く，尿量減少して残尿感がある場合と，逆に尿量が増大する場合があり，特に夜間多尿のもの 血糖増加による口渇，糖尿病，動脈硬化，慢性腎炎，ネフローゼ，萎縮腎，膀胱カタル，浮腫，陰萎，坐骨神経痛，産後脚気，更年期障害，老人性の湿疹，低血圧	
ツムラ	顆粒	疲労・倦怠感が著しく，尿利減少または頻数，口渇し，手足に交互的に冷感と熱感のあるものの次の諸症： 腎炎，糖尿病，陰萎，坐骨神経痛，腰痛，脚気，膀胱カタル，前立腺肥大，高血圧	
クラシエ	細粒	疲れやすくて，四肢が冷えやすく，尿量減少または多尿で，ときに口渇があるものの次の諸症：	
	錠剤	下肢痛，腰痛，しびれ，老人のかすみ目，かゆみ，排尿困難，頻尿，むくみ	
大杉製薬	顆粒	疲れやすくて，四肢が冷えやすく，尿量減少または多尿で，ときに口渇があるものの次の諸症：	
	錠剤	下肢痛，腰痛，しびれ，老人のかすみ目，かゆみ，排尿困難，頻尿，むくみ	
ウチダ	丸剤	疲れやすくて，四肢が冷えやすく，尿量減少または多尿で，口渇があるものの次の諸症： 下肢痛，腰痛，しびれ，老人のかすみ目，かゆみ，排尿困難，頻尿，むくみ	

傷病名 基本名称	疲労感，倦怠感，腎炎，糖尿病，坐骨神経痛，脚気，残尿感，多尿，萎縮腎，浮腫，産後脚気，湿疹，下肢痛，排尿困難，乏尿，頻尿症，口渇症，器質性インポテンス，腰痛症，前立腺肥大症，高血圧症，動脈硬化症，慢性糸球体腎炎，ネフローゼ症候群，更年期症候群，低血圧症，肩関節周囲炎，しびれ感，加齢性白内障，瘙痒

原　典

『金匱要略』：「崔氏八味丸，脚気上り入りて少腹不仁なるを治す」

「虚労の腰痛，少腹拘急し，小便不利なる者，八味腎気丸之を主る」

「夫れ短気にして微飲有らば，当に小便より之を去るべし．苓桂朮甘湯之を主る．腎気丸も亦之を主る」

「男子，消渇にて小便反って多く，飲むこと一斗を以て，小便すること一斗なるは腎気丸之を主る」

※腎気丸＝八味丸

	構成生薬(g)							生薬1日分(g)	エキス含有量(g)	1日服用量	単位薬価(円)	1日薬価(円)
地黄	山茱萸	山薬	沢瀉	茯苓	牡丹皮	桂皮	附子末					
5	3	3	3	3	3	1	1	22.00	5.30	9.0 g	6.20	55.80
6	3	3	3	3	2.5	1	0.5	22.00	4.00	7.5 g	10.70	80.25
5	3	3	3	3	3	1	1	22.00	5.20	6.0 g	11.10	66.60
5	3	3	3	3	3	1	1	22.00	5.20	18 錠	4.80	86.40
5	3	3	3	3	3	1	1	22.00	4.60	7.5 g	7.20	54.00
5	3	3	3	3	3	1	1	22.00	4.60	18 錠	3.90	70.20
8	4	4	3	3	3	1	1	5,128		6.0 g	10.70	64.20

基本コンセプト

　腎陰陽両虚の代表方剤．地黄，山薬は腎精を補い，山茱萸は肝腎を補って収斂する．茯苓・沢瀉は湿濁を去り，牡丹皮は清熱涼血する．八味丸は補剤であるが，瀉剤でもあり，補して滞ることがない．ウチダの八味丸は丸剤で，作用が緩徐であるため問題ないが，その他は煎剤であるため，下方のベクトルを強めるために，建中湯類と合わせて用いたほうが補腎の方向性が強まる．

臨床研究

文献 1) 末梢性の循環障害誘因の間欠性跛行を呈する患者(n = 14)に対して，八味地黄丸を 6 か月間服薬させ，服薬前後を比較した研究．14 例全員で改善が認められ，そのうち 7 例で有意な改善傾向がみられた．

文献 2) 子宮脱に対する補中益気湯の投与が無効であり膣式子宮脱根治術を施行した患者(n = 19)に対し，八味地黄丸内服群(n = 12)と無介入群(n = 7)との比較試験．術後早期の組織修復を助け，患者の QOL を高める可能性を示した．

文献 3) 軽度から重度の認知症患者(n = 33)を八味地黄丸(BDW)群とプラセボ群とにランダムに割付けて比較した研究．MMSE をベースライン設定時，トライアル終了時，トライアル終了 8 週間後で測定したところ，BDW 群で有意な改善がみられた．また，ADL も有意な改善をみせた．ドップラー超音波法を用いて測定した内頸動脈の拍動指数は，BDW 群では有意に低下したが，プラセボ群では有意な低下はなかった．

文献 4) 投与前後の最新の超音波診断装置で human central retinal artery の血流の変化を観察した研究．八味地黄丸の投与後，human central retinal artery の収縮期流速，拡張期流速および平均流速は有意な増加を示した．血管抵抗に変化は認められなかった．

文献 5) 老人性皮膚瘙痒症対象のクロスオーバー試験．被験者(n = 32)は八味地黄丸先行群とフマル酸ケトチフェン先行群とに分けられた．結果として，両者に有意差はみられず，同等の効果が示唆された．また，体力のない群に八味地黄丸有効例が有意に多かった($p < 0.05$)．

基礎研究

文献 6) 八味地黄丸(HJG)がアルツハイマー病(AD)モデルラットの記憶障害を改善するために神経栄養因子様作用を及ぼすという仮説を検証した研究．八味丸が神経成長因子(NGF)の神経栄養効果と同様の神経栄養効果を有し，ラットの認知症モデルにおける認知

機能不全を，NGF の PC12 細胞（ラット褐色細胞腫細胞株）のような細胞の神経突起伸長が，cAMP 応答配列結合タンパク活性化を介して誘発するように作用すると示唆された．HJG は改善することができることを示唆している．

文献 7）ラットの精巣上体精子の特徴および関連する血清ホルモン変化に対する八味地黄丸（HJG）の効果と，そのメカニズムを探索した研究．HJG の濃度を 250，500，1,000 mg/kg とコントロール（蒸留水のみ）の 4 群に分けて検討した．HJG が精子数および運動性ならびに精嚢および副腎の重量を低用量で増加させることを示した．さらに，HJG はテストステロンおよび黄体形成ホルモンの血清レベルを低下させ，一方，卵胞刺激ホルモンレベルを増加させることが示唆された．

文献 8）骨格筋に対する八味地黄丸（HJG）の有益性を調べた研究．3 日間の HJG 処理は，コントロールと比較して C2C12 細胞数を 1.23 倍有意に増加させた．HJG は，C2C12 細胞の増殖を促進した．HJG は C2C12 細胞の分化に影響しなかった．HJG は，骨格筋筋芽細胞増殖に有益な効果を有した．

文献 9）ストレプトゾトシン（STZ）誘発性 1 型糖尿病ラットモデルに六味丸粉末または八味地黄丸粉末含有飼料を摂取させた研究．六味丸または八味地黄丸粉末含有飼料を摂取させた STZ 投与ラットは，通常飼料摂取 STZ 投与ラットに比べて水晶体のアスコルビン酸濃度が有意に高かった．飼料中の六味丸または八味地黄丸は STZ 投与ラットの水晶体混濁を明らかに抑制した．この抑制効果は八味地黄丸群のほうが顕著であった．

文　献

1）Kawago K, et al：Ann Vasc Dis, 9（4）：289-294, 2016.
2）織部和宏ほか：月刊漢方療法，10：282-288，2006.
3）Iwasaki K, et al：J Am Geriatr Soc, 52：1518-1521, 2004.
4）Isobe H, et al：Am J Chin Med, 31（3）：425-435, 2003.
5）石岡忠夫ほか：新薬と臨床，41：2603-2608，1992.
6）Kubota K, et al：Front Pharmacol, 8：850, 2017.
7）Wang Yuying, et al：Reprod Med Biol, 14（1）：33-38, 2015.
8）Takeda T, et al：Clin Interv Aging, 10：445-451, 2015.
9）Oka M, et al：日本白内障学会誌，28（1）：97-105，2006.

014 半夏瀉心湯
はんげしゃしんとう

メーカー	剤形	効能・効果	
小太郎	細粒	胃部がつかえ，悪心や嘔吐があり，食欲不振で舌苔や胃部に水分停滞感があり，腹鳴を伴って下痢するもの，あるいは軟便や粘液便を排出するもの 急性・慢性胃腸カタル，醗酵性下痢，消化不良，口内炎，つわり	
ツムラ	顆粒	みぞおちがつかえ，ときに悪心，嘔吐があり食欲不振で腹が鳴って軟便または下痢の傾向のあるものの次の諸症： 急・慢性胃腸カタル，醗酵性下痢，消化不良，胃下垂，神経性胃炎，胃弱，二日酔，げっぷ，胸やけ，口内炎，神経症	
クラシエ	細粒	みぞおちがつかえ，ときに悪心，嘔吐があり食欲不振で腹が鳴って軟便または下痢の傾向のあるものの次の諸症： 急・慢性胃腸カタル，醗酵性下痢，消化不良，胃下垂，神経性胃炎，胃弱，二日酔，げっぷ，胸やけ，口内炎，神経症	
	錠剤		

傷病名 基本名称	悪心，食欲不振，胃下垂，神経性胃炎，胸やけ，口内炎，神経症，舌苔，粘液便，醗酵性下痢，胃潰瘍，十二指腸潰瘍，嘔吐症，下痢症など，腸カタル，醗酵性下痢，消化不良症，宿酔，おくび，つわり，心因性胃アトニー

原 典

『傷寒論』：「傷寒五六日，嘔して発熱する者，柴胡湯の証具わる．而して他薬を以って之を下して柴胡の証仍在る者，復た柴胡湯を与う．此れ已に之を下すと雖も，逆と為さず．必ず蒸蒸として振るい，却って発熱し汗出でて解す．若し心下満して鞕痛する者，此れ結胸と為す也．大陥胸湯之を主る．但満して痛まざる者，此れを痞と為す．柴胡之を与うるに中らず．半夏瀉心湯に宜し」

『金匱要略』：「嘔して腸鳴し，心下痞する者，半夏瀉心湯之を主る」

基本コンセプト

　水と熱が心下にあるために，胃気が上逆し「嘔」を，水が小腸に降りて「腸鳴」つまり下痢をきたす．近年，化学療法に対する胃気が上逆したことによる胸より上の熱が原因で発症している口内炎にも有効であると推察される．

	構成生薬(g)							生薬1日分(9)	エキス含有量(9)	1日服用量	単位薬価(円)	1日薬価(円)
半夏	黄芩	乾姜	人参	甘草	大棗	黄連	生姜					
5	2.5	2.5	2.5	2.5	2.5	1		18.50	5.00	7.5 g	18.00	135.00
5	2.5	2.5	2.5	2.5	2.5	1		18.50	4.50	7.5 g	24.30	182.25
5	2.5		2.5	2.5	2.5	1	2.5	18.50	3.80	6.0 g	22.50	135.00
5	2.5		2.5	2.5	2.5	1	2.5	18.50	3.80	18 錠	7.20	129.60

臨床研究

文献 1) 胃癌および結腸直腸癌における化学療法誘発口腔粘膜炎(COM)の予防および/または治療における半夏瀉心湯(TJ-14)の有効性を評価した，2つの前向き無作為化多施設プラセボ対照 phase Ⅱ 試験(HANGESHA-G and HANGESHA-C)．TJ-14群の2年以上のグレード COM の発生率において2つのグループには有意差はなかったが，ハザード比は TJ-14 が優れており，プラセボと比較して，TJ-14 が COM の胃癌および結腸直腸癌の患者に治療効果があることを示した．

文献 2) 化学療法による口腔内炎症(COM)に対する半夏瀉心湯の有効性を検討した無作為化プラセボ対照試験．グレード2以上の口腔粘膜炎の発生率は，半夏瀉心湯群ではプラセボ群よりも低かったが，有意差はなかった(48.8 対 57.4%，p = 0.41)．グレード2以上の粘膜炎の平均期間は，5.5 対 10.5 日(p = 0.018)で有意に半夏瀉心湯群のほうが短かった．2つの群間で他の治療毒性に差異は認

められなかった.

文献 3) 頭頸部癌の化学療法による口腔粘膜炎に対する半夏瀉心湯(TJ-14)の有効性を検討した研究. 化学療法達成度は TJ-14 群で有意に改善した. また, 体重減少, 血漿アルブミンも TJ-14 群で有意に改善した.

基礎研究

文献 4) ヒト口腔上皮細胞における IL-1α の調節を介したカルプロテクチンの発現に対する半夏瀉心湯(HST)の効果を調べた研究. HST は, S100A8/S100A9 mRNA およびカルプロテクチンタンパクの発現を増加させ, さらに β-デフェンシン 2(DEFB4)および S100A7 の発現を制御した. IL-1α mRNA およびそのタンパク質の発現は, HST によってわずかだが有意に増加した. IL-1α および IL-1 受容体アンタゴニストに対する中和抗体は S100A8/S100A9 mRNA 発現を阻害した. HST 成分としての 3,4-ジヒドロキシベンズアルデヒド, バイカリンおよびジンセノシド Rb1 は S100A8/S100A9 発現を増加させたが, オレアノール酸およびベルベリンはそれらの発現を減少させた. HST が口腔上皮細胞におけるカルプロテクチン, DEFB4 および S100A7 の発現を増加させることが示唆された.

文献 5) 半夏瀉心湯のゲンタマイシン(GM)誘発損傷からの蝸牛有毛細胞(HC)保護作用を検討した研究. ラットから摘出したコルチ外植片に半夏瀉心湯を投与したところ, GM 誘発による HC 喪失および免疫反応を有意に減少させた. これは半夏瀉心湯濃度の増加と相関していた. さらに, 半夏瀉心湯はミトコンドリア膜電位を GM 耳毒性から保護した. 半夏瀉心湯が GM 誘発蝸牛損傷を予防する可能性を示した.

文献 6) 半夏瀉心湯の放射線誘発粘膜炎予防効果を評価した研究. 重症粘膜炎(スコア 3 以上)の割合は, 未治療群で 100%, 半夏瀉心湯群で 16.7% であった(p<0.05). 群間の体重変化に差はなかった. さらに, 半夏瀉心湯は照射された粘膜における好中球の浸潤および

COX2 発現を阻害した（p＜0.05）．半夏瀉心湯は，炎症反応を抑制することによって，動物モデルにおける粘膜炎の重症度を低下させた．

文献 7）食道癌の外科的ラット逆流モデルにおける食道癌の予防に対する半夏瀉心湯の作用を検討した研究．半夏瀉心湯は，食道扁平上皮癌細胞におけるケノデオキシコール酸または胃食道逆流含有量によるプロスタグランジン E_2 産生を阻害し，外科的ラットモデルにおける逆流誘導性食道癌の発症率および M2 マクロファージの浸潤，そしてプロスタグランジン E_2 産生を抑制した．

文　献

1）Nishikawa K, et al：J Cancer, 9（10）：1725-1730, 2018.
2）Matsuda C, et al：Cancer Chemother Pharmacol, 76（1）：97-103, 2015.
3）Hatakeyama H, et al：ORL J Otorhinolaryngol Relat Spec, 77（2）：100-108, 2015.
4）Hiroshima Y, et al：Odontology, 104（2）：152-162, 2016.
5）Niwa K, et al：Auris Nasus Larynx, 43（5）：507-513, 2016.
6）Kamide D, et al：Clin Transl Oncol, 19（11）：1329-1336, 2017.
7）Miyashita T, et al：Surgery, 2018. pii：S0039-6060（18）30037-0.

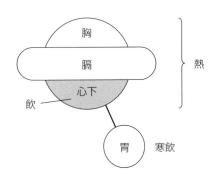

◀心下に水と熱が同時に存在し，心下の昇降出入不利をきたし心下痞鞕となった病態．膈は熱をもち，心下に飲を生じる．また，胃気の一定の不足のために，胃中には寒飲を生じ，この寒飲は心下に至る．

膈・心下の熱	黄芩，黄連
心下の飲	半夏，乾姜，生姜
胃の寒飲	半夏，乾姜，甘草
胃気の不足	人参，甘草，乾姜，大棗

017 五苓散(五苓散料)
ご れいさん　ご れいさんりょう

メーカー	剤形	効能・効果	
小太郎	細粒	咽喉が乾いて，水を飲むにもかかわらず，尿量減少するもの，頭痛，頭重，頭汗，嘔気，嘔吐，あるいは浮腫を伴うもの 急性胃腸カタル，小児・児の下痢，宿酔，暑気あたり，黄疸，腎炎，ネフローゼ，膀胱カタル	
ツムラ	顆粒	口渇，尿量減少するものの次の諸症： 浮腫，ネフローゼ，二日酔，急性胃腸カタル，下痢，嘔気，嘔吐，めまい，胃内停水，頭痛，尿毒症，暑気あたり，糖尿病	
クラシエ	細粒	のどが渇いて，尿量が少なく，嘔気，嘔吐，腹痛，頭痛，むくみなどのいずれかを伴うものの次の諸症：	
	錠剤	水瀉性下痢，急性胃腸炎(しぶり腹のものには使用しないこと)，暑気あたり，頭痛，むくみ	

傷病名 基本名称	浮腫，めまい，頭痛，尿毒症，糖尿病，宿酔，黄疸，腎炎，急性胃腸炎，嘔気，急性膀胱炎，口渇症，頻尿症，ネフローゼ症候群，腸カタル，カタル性胃腸炎，下痢症，消化不良性下痢，嘔吐症，熱射病，乏尿，頭重感，腹痛症，多飲症，乳児下痢

原　典

『傷寒論』：「太陽病，汗を発して後，大いに汗出でて，胃中乾き，煩躁して眠るを得ず，水を飲むを得んと欲する者，少少与えて之を飲ましむ．胃気を和せしむるときは愈ゆ．若し脉浮にして，小便利せず，微しく熱して消渇する者，五苓散之を主る」
「汗を発し己みて脉浮数，煩渇する者，五苓散之を主る」
「傷寒にて汗出でて渇する者，五苓散之を主る．渇せざる者，茯苓甘草湯之を主る」
「中風発熱，六七日解せずして煩し，表裏の証有り，渇して水を飲まんと欲し，水入りて則ち吐する者，名づけて水逆と曰う．五苓散之を主る」
「霍乱，頭痛，発熱して，身疼痛，熱多くして水を飲まんと欲する者，五苓散之を主る．寒多く水を用いざる者，理中丸之を主る」

構成生薬(g)						生薬 1日分 (g)	エキス 含有量 (g)	1日 服用量	単位 薬価 (円)	1日 薬価 (円)
沢瀉	猪苓	茯苓	白朮	桂皮	蒼朮					
6	4.5	4.5	4.5	2.5		22.00	3.20	6.0 g	12.80	76.80
4	3	3		1.5	3	14.50	2.00	7.5 g	15.10	113.25
5	3	3	3	2		16.00	2.00	6.0 g	14.40	86.40
5	3	3	3	2		16.00	2.30	18 錠	5.60	100.80

『金匱要略』:「仮令えば痩人，臍に悸有り，涎沫を吐して癲眩するは此れ水也．五苓散これを主る」

基本コンセプト

　胃中は渇いているのに，肌・心下・小腸・膀胱には湿(水滞)がある状態に用いる．急性胃腸炎のとき，吐いたり発汗したりした後によくみられる．肌に水滞があるアトピー性皮膚炎や，心下に湿があるために天候変化によって起こる頭痛にも効果的である．

臨床研究

文献 1）陰嚢水腫の小児に対する後ろ向き研究．五苓散は，小児陰嚢水腫に有効な治療選択肢である可能性があることが示唆された．

文献 2）慢性硬膜下血腫患者の術後初期の段階で五苓散を与える群と，再発兆候のみられた患者に五苓散を与えた群，非投与群の3つに分け，再発率を各群間で比較した前向き研究．再発率は，初期の五苓散投与群で有意に低かった．

文献 3）小児の嘔吐に対する五苓散坐剤の効果を，ドンペリドン坐剤と比較検討した報告．有意差はなかったが，嘔気・嘔吐の改善度はArm 1 で92.3％，Arm 2 で71.4％であった．

文献 4）ノロウイルスによる感染性下痢症に対する五苓散と芍薬甘草湯の前向き比較研究．五苓散投与群，五苓散＋芍薬甘草湯投与群と漢方薬無投与群との症状消失時間の差は明らかであるが，統計学的な検討がされていないため有意差の有無に関しては記載されていない．

文献 5）60歳以上の術後慢性硬膜下血腫再発に対する五苓散の予防効果を検討した多施設 RCT．再発率で五苓散投与群では有意差はなかった．

文献 6）術後悪心・嘔吐（PONV）予防効果の検討のための前向き比較試験．抜管後最初の24時間におけるPONV の発生率または重症度に有意差はなかった．

基礎研究

文献　7）ラットでの五苓散の安全性の検討．異常な神経活動は検出され
ず，8 mg/g/日の最高用量での AST および ALT を除いて，AST,
ALT または ALP レベルの有意な上昇もみられなかった．腎臓,
肝臓および心臓組織の組織病理学的研究でも異常は認められな
かった.

文献　8）五苓散の尿濃縮機能と腎組織中の AQP1-3 タンパク質発現量を
5/6 腎摘（5/6Nx）ラットを用いて検討した．1%五苓散を 8 週間投
与した群では腎重量，血清中カリウム，尿中タンパク質量が 5/
6Nx 群に比べて有意に減少した．また，五苓散飼料を 4 週間投与
した群において尿浸透圧は低下傾向であったが，8 週間投与した
群では 5/6Nx 群と比較して有意に高かった．腎臓の髄質内層，髄
質外層，皮質の AQP2 タンパク質発現量は 5/6Nx ラットにおいて
低下していなかったが，五苓散群では低下していた．さらに，腎
臓の皮質の AQP3 タンパク質発現量は，五苓散の投与により有意
に増加した．これらの結果から，AQP タンパク質発現量が五苓散
の水分代謝調節作用に関与することが示唆された.

文献　9）若年ラットモデルにおける脳浮腫および AQP4 発現に対する五苓
散の効果を調べた研究．MRI で，五苓散（2 g/kg）処置群では，手
術後 24 時間および 48 時間で，無処置（生理食塩水）群よりも有意
に小さい病変面積を示した．五苓散群では，術後 36 時間の非治
療群と比較して，AQP4 mRNA レベルが病変部位および非癒合部
位で有意に抑制された．ウエスタンブロッティングにより，
AQP4 タンパク質のレベルは，五苓散群では術後 72 時間で病変側
の無処置群と比較して有意に減少したが，12 または 36 時間では
減少しなかったことが明らかになった．14 日後，五苓散群の生存
率は有意に良好であった.

文献 10) 4 時間の中大脳動脈閉塞(4h MCAO)マウスを用いて，五苓散が AQP4 による脳虚血による脳浮腫の誘発を予防するかどうかを調べた研究．4h MCAO マウスの脳水分含量は，MCAO 後 24 時間で有意に増加した．五苓散による処置は，MCAO 後 24 時間で，虚血脳における脳含水量および AQP4 発現を有意に減少させた．さらに，五苓散による治療は，MCAO 後 24 時間で運動協調障害を軽減した．

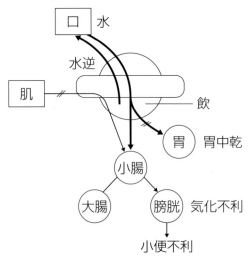

▲五苓散によって肌→心下→小腸→膀胱→尿という還流路(三焦)の機能を回復させ，多量の温かい湯で胃津を補う．
白朮，沢瀉—肌水
茯苓—皮水
白朮，沢瀉—心下の飲
猪苓，茯苓，沢瀉—膀胱の水飲
猪苓—直接膀胱に作用し，排尿
桂枝—全身の三焦気化作用を高め，残存する表邪を外散

文　献

1）Takeda N, et al：Surg Today, 48(2)：175-179, 2018.
2）Goto S, et al：Asian J Neurosurg, 13(2)：370-374, 2018.
3）西　恵子ほか：日本病院薬剤師会雑誌，34：1173-1176，1998.
4）三浦陽子ほか：産婦人科漢方研究のあゆみ，28：102-104，2011.
5）Katayama K, et al：J Neurotrauma, 35(13)：1537-1542, 2018.
6）Kume K, et al：JA Clin Rep, 3(1)：52, 2017.
7）Ahmed S, et al：Trop Med Health, 42(3)：127-132, 2014.
8）Jo M, et al：Nihon Yakurigaku Zasshi, 143(2)：65-68, 2014.
9）Yano Y, et al：Evid Based Complement Alternat Med, 3209219, 2017.
10）Nakano T, et al：J Stroke Cerebrovasc Dis, 27(3)：758-763, 2018.

019 小青竜湯

しょうせいりゅうとう

メーカー	剤形	効能・効果	
小太郎	細粒	下記疾患における水様の痰，水様鼻汁，鼻閉，くしゃみ，喘鳴，咳嗽，流涙： 気管支炎，気管支喘息，鼻炎，アレルギー性鼻炎，アレルギー性結膜炎，感冒	
ツムラ	顆粒	下記疾患における水様の痰，水様鼻汁，鼻閉，くしゃみ，喘鳴，咳嗽，流涙： 気管支炎，気管支喘息，鼻炎，アレルギー性鼻炎，アレルギー性結膜炎，感冒	
クラシエ	細粒	下記疾患における水様の痰，水様鼻汁，鼻閉，くしゃみ，喘鳴，咳嗽，流涙： 気管支炎，気管支喘息，鼻炎，アレルギー性鼻炎，アレルギー性結膜炎，感冒	
	錠剤		
大杉製薬	顆粒	下記疾患における水様の痰，水様鼻汁，鼻閉，くしゃみ，喘鳴，咳嗽，流涙： 気管支炎，気管支喘息，鼻炎，アレルギー性鼻炎，アレルギー性結膜炎，感冒	
	錠剤		

傷病名 基本名称	鼻閉，くしゃみ，喘鳴，流涙，気管支喘息，鼻炎，アレルギー性鼻炎，アレルギー性結膜炎，感冒，気管支炎，発熱，胸内苦悶，喀痰，咳，呼吸困難，水様性鼻漏，鼻閉感，慢性咳嗽，乏尿

原　典

『傷寒論』：「傷寒，表解せず，心下に水気有りて乾嘔し，発熱して欬し，
　　　　　　或は渇し，或は利し，或は噎し，或は小便利せず，小腹満し，
　　　　　　或は喘する者，小青竜湯之を主る」

『金匱要略』：「溢飲を病む者，当に其の汗を発すべし．大青竜湯之を主
　　　　　　る．小青竜湯も亦之を主る」

基本コンセプト

　外邪を受ける前から胃・腎の気が不足して胃飲を生じているために，心
下が出入不利して，肌に湿が貯留して，鼻汁や咳嗽が出現した病態に用い

	構成生薬(g)								生薬1日分(g)	エキス含有量(g)	1日服用量	単位薬価(円)	1日薬価(円)
	麻黄	芍薬	乾姜	甘草	桂皮	細辛	五味子	半夏					
	3	3	3	3	3	3	3	6	27.00	5.00	7.5 g	12.30	92.25
	3	3	3	3	3	3	3	6	27.00	5.00	9.0 g	14.10	126.90
	3	3	3	3	3	3	3	6	27.00	5.20	6.0 g	19.40	116.40
	3	3	3	3	3	3	3	6	27.00	3.90	18 錠	6.80	122.40
	3	3	3	3	3	3	3	6	27.00	4.10	7.5 g	10.40	78.00
	3	3	3	3	3	3	3	6	27.00	4.10	18 錠	5.60	100.80

る．麻黄・桂皮で外束した寒邪を除き，麻黄は肺の宣散作用を高める点は他の解表剤と似るが，「心下の水気」に対応するために，半夏・芍薬・麻黄・乾姜で心下の飲をさばき，麻黄・芍薬で肌湿の還流をはかり，芍薬は，心下→小腸への粛降を促進し，二次的に肺→心下への粛降を助け，肺中の飲を心下に降ろす．また半夏・乾姜にて胃中の寒飲を除く．この点が大きな特徴である．

臨床研究

文献　1）気管支喘息に対する小青竜湯と柴朴湯との有効性のランダム化
　　　　比較試験．各種心理テスト，自覚症状，気管支肺胞洗浄液所見，
　　　　下垂体視床下部副腎皮質系ホルモン，慢性難治性内科疾患的苦痛

評価を用い，全般的改善度はいずれも柴朴湯投与群で小青竜湯投与群に比べ有意に改善した．柴朴湯は小青竜湯に比較し不安症状を有する気管支喘息患者の喘息症状を有意に改善することが示唆された．

文献　2）気管支炎に対する小青竜湯の有効性と安全性の評価に関する研究．水様の痰，喘鳴および咳嗽のいずれかを有する気管支炎のうち，軽症あるいは中等症の，薬効を判断し得る程度の症状を有する 16 歳以上 65 歳未満の患者を Arm 1：ツムラ小青竜湯エキス顆粒群 101 人と，Arm 2：プラセボ群 91 人に分け，全般改善度，咳，痰など気管支炎症状の改善度，安全性の評価を行った．3〜4日後では有意差はなかったが投与終了時の中等度以上の全般的改善度は Arm 1 で 57.4％，Arm 2 で 42.9％と Arm 1 が Arm 2 に対し優れる傾向があった（p＝0.060）．症状別の改善度は 3〜4 日後に喀痰の切れは Arm 1 が有意に優れ，喀痰の性状（膿性，粘稠度など），日常生活への支障の有無も優れていた．投与終了時は咳の回数，咳の強さ，喀痰の切れ，日常生活においても Arm 1 は有意に優れ，くしゃみ，鼻閉に関しても優れた傾向があった．結果として小青竜湯は軽症の気管支炎に有効である．

文献　3）スギ花粉症に対する小青竜湯の季節前投与の有効性を検討した二重盲検ランダム化比較試験．投与終了時の中等度以上の全般的改善度は小青竜湯投与群で 57.4％，A プラセボ投与群で 42.9％であったが，有意差はなかった（p＝0.060）．投与終了時は咳の回数，咳の強さ，喀痰の切れ，日常生活において小青竜湯投与群のほうが有意に有効であった．

文献　4）春期アレルギー性鼻炎（花粉症）に対する小青竜湯と越婢加朮湯の効果を後ろ向きに検討した研究．小青竜湯も越婢加朮湯のどちらもアレルギー性鼻炎には同等に有効であることが示唆された．

文献　5）小青竜湯のカルバマゼピン血中濃度に及ぼす影響を検討した．小青竜湯併用の有無にかかわらず，血中カルバマゼピンならびにその代謝物のカルバマゼピン-10, 11-エポキシド濃度に関して，血中最大濃度，最大濃度到達時間，消失速度，消失半減期，血漿中濃度時間曲線化面積，平均滞留時間に差を認めなかった．

基礎研究

文献 6） 小青竜湯（SST）のオボアルブミン（OVA）感作性アレルギーの気道炎症モデルに対する効果を検討．SST は，OVA 吸入後 6 日目に気道過敏性を減少させた．OVA 感作マウスの肺組織においてスペクトリン a2 の発現が減少し，SST が発現を回復させることを示した．OVA 吸入後 1 日目から 6 日目にプレドニゾロンを 3 mg/kg/日経口投与したところ，肺組織の炎症，BAL 液中の好酸球数，気道過敏性が OVA 感作マウスで減少した．しかし，プレドニゾロンは，BAL 液中の OVA 特異的 IgE 抗体力価を低下させず，肺組織中のスペクトリン a2 の発現を回復しなかった．これらの結果は，マウスモデルにおける OVA 感作アレルギー性気道炎症に対する SST の作用機序の少なくとも一部がプレドニゾロンとは異なることを示唆した．

文献 7） 小青竜湯の相互作用がシトクロム P450（CYP）2D6 遺伝子型によって影響されるか否かを検討した研究．一般的に推奨されている用量の小青竜湯が，主に CYP1A2，CYP2D6，CYP3A，XO，および NAT2 経路に依存する同時投与薬物との薬物動態相互作用を引き起こす可能性は低いことを示している．

文　献

1） 西澤芳男ほか：日本東洋心身医学研究，18（1,2）：11-17，2004.
2） 宮本昭正ほか：臨床医薬，17：1189-1214，2001.
3） 大屋靖彦：漢方診療，10：42-48，1991.
4） 森　壽生ほか：Ther Res，18：3093-3099，1997.
5） Ohnishi N, et al：TDM 研究，16：399-404，1999.
6） Nagai T, et al：Evid Based Complement Alternat Med, 604196, 2011.
7） Nakao M, et al：Eur J Clin Pharmacol, 63（4）：345-353, 2007.

020 防已黄耆湯
<ruby>防<rt>ぼう</rt></ruby><ruby>已<rt>い</rt></ruby><ruby>黄<rt>おう</rt></ruby><ruby>耆<rt>ぎ</rt></ruby><ruby>湯<rt>とう</rt></ruby>

メーカー	剤形	効能・効果	
小太郎	細粒	水太りで皮膚の色が白く，疲れやすくて，汗をかきやすいか，または浮腫があるもの 関節炎，関節リウマチ，肥満症，多汗症	
ツムラ	顆粒	色白で筋肉軟らかく水太りの体質で疲れやすく，汗が多く，小便不利で下肢に浮腫をきたし，膝関節の腫痛するものの次の諸症： 腎炎，ネフローゼ，妊娠腎，陰嚢水腫，肥満症，関節炎，癰，癤，筋炎，浮腫，皮膚病，多汗症，月経不順	
クラシエ	細粒	色白で疲れやすく，汗のかきやすい傾向のあるものの次の諸症： 肥満症（筋肉にしまりのない，いわゆる水太り），関節痛，むくみ	
	錠剤		

傷病名 基本名称	浮腫，腎炎，妊娠腎，肥満症，関節炎，癤，筋炎，多汗症，月経不順，関節痛，易疲労感，乏尿，下肢浮腫，膝部腫脹，ネフローゼ症候群，交通性陰嚢水腫，外傷性陰嚢水腫，陰嚢浮腫，進行性色素性皮膚病，湿疹，関節リウマチ

原　典

『金匱要略』：「風湿，脉浮，身重く，汗出で，悪風する者，防已黄耆湯之を主る」

「風水，脉浮，身重く，汗出で，悪風する者，防已黄耆湯之を主る．腹痛には芍薬を加う」

「外台の防已黄耆湯，風水，脉浮は表に在りと為し，其の人或は頭汗出づるも表に他病なく，病者は但下重く，腰より以上は和を為し，腰以下は当に腫れて陰に及び，以て屈伸し難きを治す」

基本コンセプト

　体表を守る衛気が足りないために風湿の邪が開いた腠理から侵入し，肌に湿が貯留する病態に用いる．防已，朮で肌湿を去り，黄耆で益気・固表する．大棗，甘草，生姜で胃気を供給することによって，衛気を補い，営

	構成生薬(g)						生薬1日分(g)	エキス含有量(g)	1日服用量	単位薬価(円)	1日薬価(円)
防已	黄耆	白朮	生姜	大棗	甘草	蒼朮					
5	5	3	0.8	3	1.5		18.30	4.80	7.5 g	7.30	54.75
5	5		1	3	1.5	3	18.50	3.75	7.5 g	10.50	78.75
5	5	3	1	3	1.5		18.50	3.20	7.5 g	7.90	59.25
5	5	3	1	3	1.5		18.50	3.20	18 錠	4.20	75.60

衛を調和させる.

臨床研究

文献 1) 防已黄耆湯が関節滲出液を伴う変形性膝関節症に及ぼす治療効果を検討した，ランダム化比較試験．防已黄耆湯＋ロキソプロフェン群(n＝24)，ロキソプロフェン群(n＝23)を比較した．膝関節評価システムに基づく膝スコアは，両群とも改善した．機能スコアにおける階段昇降能力は，ロキソプロフェン群に比べて防已黄耆湯およびロキソプロフェンを用いた群で有意に改善された．12週間後の両方の群において，身体機能において有意な改善が認められた．防已黄耆湯およびロキソプロフェンを用いた群の投与前のベースラインと比較して，関節液の量は4，8および12週で有意に減少した．1症例で軽度の口腔乾燥の副作用が認められた．

文献 2) 変形性膝関節症に対する，防已黄耆湯加ブシ末の有効性を評価し

た研究. 防已黄耆湯加ブシ末群 (n = 110) とロキソプロフェン群 (n = 101) を 10 年間比較した. ADL や慢性疼痛, QOL は防已黄耆湯加ブシ末群で有意に改善した. 防已黄耆湯加ブシ末群はロキソプロフェン群より, 運動能力, ADL, 慢性疼痛, 健康関連 QOL などの改善効果がいずれも有意に優れていた.

基礎研究

文献 3) 自発性肥満 II 型糖尿病のモデル (TSOD) マウスにおける防已黄耆湯の抗肥満効果を検討した研究. 防已黄耆湯は, 体重増加を用量依存的に抑制することにより, TSOD マウスにおいて有意な抗肥満効果を示した. さらに, 防已黄耆湯は, 高インスリン血症, 空腹時高血糖および異常脂質代謝などのメタボリックシンドロームの特徴に顕著な改善効果を示した. 防已黄耆湯は TSOD マウスの脂質蓄積に関して皮下脂肪の蓄積抑制作用が有意であった. コントロールとして使用された TSNO (ツムラ鈴木非肥満) マウスにおいては, 防已黄耆湯は, 体重増加および皮下および内臓脂肪の蓄積を抑制した.

文献 4) 防已黄耆湯 (BOT), 防風通聖散 (BTS) および黄連解毒湯 (OGT) が, 培養ラット白脂肪細胞における脂肪生成に及ぼす影響について検討した研究. 3 つの抽出物投与は, 細胞毒性を伴わずに濃度依存的に脂肪生成を抑制した. また, 細胞運動, 細胞死, 細胞増殖/分化および免疫応答に関連する遺伝子は最もダウンレギュレートされ, 脂質代謝および細胞シグナル伝達に関連する遺伝子が最もアップレギュレートされた. マイクロアレイの結果のクラスタリングプロファイルの分析により, BOT および BTS は, 小分子生化学および細胞分化に主に関与する同様の遺伝子の発現レベルを変化させたが, BOT および BTS の効果とは対照的に, OGT は脂質代謝に関する 10 個の遺伝子を変化させた. 3 つの漢方処方が, 遺伝子発現レベルの調節を介して異なる機構によってラットの白色脂肪細胞における脂肪生成を防止する可能性を有することを示した.

文献 5) 防已黄耆湯（BOT）の構成生薬の一つである黄耆がラットの高コレステロール血症とその進行に及ぼす影響を調べ，生姜やヘスペリジンを併用したときの効果と比較した研究．黄耆，ヘスペリジンや生姜を添加した黄耆，そして対照としてエゼチミブを黄耆に加えた．組織学的検査では，治療後に有意な改善が観察された．脂質関連因子（RBP4，HFABPおよびCFABP）においても有意な改善が観察された．炎症関連因子（MCP1，CCR2およびTNF-α）およびICAM-1は特に生姜を用いた黄耆によって改善された．黄耆，ヘスペリジンまたは生姜を伴う黄耆は，高コレステロール血症および脂肪肝に対するBOTおよびエゼチミブと同様の効果を有することが示唆された．

文献 6) 膝関節炎（OA）モデルラットにおける防已黄耆湯の作用および関節滲出液に対する作用機序を評価した研究．防已黄耆湯の投与は，OAを有するラットにおいて，虚血症，IL-1βおよびヒアルロン酸（HA）濃度を改善し，膝関節痛を軽減した．インドメタシンは，IL-1βおよび膝関節痛を減少させたが，OAを有するラットでは，水硬症またはHA濃度を改善できなかった．水チャネルアクアポリンの機能に関連する滑膜細胞の浸透水透過性は，防已黄耆湯での処置によって減少した．防已黄耆湯は，関節腔における炎症誘発性サイトカインIL-1β産生を抑制し，滑膜における水輸送の調節機能によって，OAを有するラットの膝関節滲出液量を改善するとともに，防已黄耆湯による関節リウマチの改善は滑液におけるHA濃度の増加をもたらし，関節痛を軽減することが示唆された．

文　献
1) Majima T, et al：Sports Med Arthrosc Rehabil Ther Technol, 4：1-6, 2012.
2) Nishizawa Y, et al：Pharma Medica, 25：15-21, 2007.
3) Shimada T, et al：Evid Based Complement Alterrat Med, 2011.
4) Yamakawa J, et al：Biol Pharm Bull, 31（11）：2083-2089, 2008.
5) Qian W, et al：Yonago Acta Med, 59（1）：67-80, 2016.
6) Fujitsuka N, et al：Boiogito, BMC Complement Altern Med, 15：451, 2015.

023 当帰芍薬散(当帰芍薬散料)

とうきしゃくやくさん　とうきしゃくやくさんりょう

メーカー	剤形	効能・効果	
小太郎	細粒	貧血，冷え症で胃腸が弱く，眼の周辺に薄黒いクマドリが出て，疲れやすく，頭重，めまい，肩こり，動悸などがあって，排尿回数多く尿量減少し，咽喉が乾くもの，あるいは冷えて下腹部に圧痛を認めるか，または痛みがあるもの，あるいは凍傷にかかりやすいもの 心臓衰弱，腎臓病，貧血症，産前産後あるいは流産による貧血症，痔核，脱肛，つわり，月経不順，月経痛，更年期神経症，にきび，しみ，血圧異常	
ツムラ	顆粒	筋肉が一体に軟弱で疲労しやすく，腰脚の冷えやすいものの次の諸症：貧血，倦怠感，更年期障害(頭重，頭痛，めまい，肩こりなど)，月経不順，月経困難，不妊症，動悸，慢性腎炎，妊娠中の諸病(浮腫，習慣性流産，痔，腹痛)，脚気，半身不随，心臓弁膜症	
クラシエ	細粒	比較的体力が乏しく，冷え症で貧血の傾向があり，疲労しやすく，ときに下腹部痛，頭重，めまい，肩こり，耳鳴り，動悸などを訴えるものの次の諸症：月経不順，月経異常，月経痛，更年期障害，産前産後あるいは流産による障害(貧血，疲労・倦怠感，めまい，むくみ)，めまい，頭重，肩こり，腰痛，足腰の冷え症，しもやけ，むくみ，しみ	
大杉製薬	顆粒	比較的体力が乏しく，冷え症で貧血の傾向があり，疲労しやすく，ときに下腹部痛，頭重，めまい，肩こり，耳鳴り，動悸などを訴えるものの次の諸症：月経不順，月経異常，月経痛，更年期障害，産前産後あるいは流産による障害(貧血，疲労・倦怠，めまい，むくみ)，めまい，頭重，肩こり，腰痛，足腰の冷え症，しもやけ，むくみ，しみ(ジュンコウ：足腰の冷え性)	
	細粒		
	錠剤		

傷病名 基本名称	貧血，倦怠感，頭痛，めまい，肩こり，月経不順，不妊症，動悸，妊娠，浮腫，脚気，心臓弁膜症，冷え症，凍傷，痔核，月経痛，子宮内膜症，尋常性ざ瘡，流産，帯下，坐骨神経痛，更年期症候群，頭重感，月経困難症，慢性糸球体腎炎，腎炎，妊娠浮腫，習慣流産，流産腹痛症，易疲労症，頻尿症，乏尿，腹部圧痛，心臓性神経衰弱症，妊娠貧血症，肛門脱，つわり，肝斑，扁平母斑，炎症後色素沈着，妊娠中の腎感染症，ネフローゼ症候群，耳鳴症，思春期月経異常，腰痛症，不安ヒステリー

原　典

『金匱要略』：「婦人懐妊し，腹中<ruby>疗痛<rt>きゅうつう</rt></ruby>せば当帰芍薬散之を主る」
　　　　　　「婦人腹中の諸疾痛むには当帰芍薬散之を主る」

基本コンセプト

水滞によって質が悪くなった血から水を取り去って質の良い血にするこ

構成生薬(g)							生薬1日分(g)	エキス含有量(g)	1日服用量	単位薬価(円)	1日薬価(円)
当帰	川芎	芍薬	茯苓	白朮	沢瀉	蒼朮					
3	3	4	4	4	4		22.00	5.50	9.0 g	6.20	55.80
3	3	4	4		4	4	22.00	4.00	7.5 g	9.70	72.75
3	3	6	4	4			24.00	5.00	6.0 g	10.80	64.80
3	3	4	4	4	4		22.00	4.20	7.5 g	6.60	49.50
3	3	6	4	4	5		25.00	3.65	6.0 g	12.10	72.60
3	3	4	4	4	4		22.00	4.20	18 錠	3.40	61.20

とと，補血作用のある処方．朮・沢瀉によって，心下，脾胃，肌の湿や水を取る．茯苓で胸郭，脾胃，皮の水と血中の湿を去り，当帰・川芎で行血し，芍薬で帰血する．

臨床研究

文献　1）40〜59歳の閉経女性で頭痛のある患者を抽出し，ホルモン療法（HT療法）と当帰芍薬散投与を比較検討した研究．HT群に比べ当

帰芍薬散投与群のほうが寛解例が多かった．頭痛およびうつ病の
スコアの改善は，当帰芍薬散投与と有意に相関があった．中年女
性の頭痛には年齢と抑うつ症状が深く関与しており，その改善に
当帰芍薬散が効果がある可能性が示された．

文献 2）鎮痛効果における当帰芍薬散の効果のシステマティックレ
ビュー．当帰芍薬散群のほうが非投与群よりも有意な改善が示唆
されていたものの，バイアスリスクの分類において，低〜中と
なっており，バイアスが高く結論を出すのは難しいと判断してい
る．

文献 3）当帰芍薬散（TS）が脳卒中後患者の障害および独立性を 12 か月間
で改善するかどうかを評価した無作為化対照試験．脳卒中後の寝
たきりの患者 31 人を抽出し，減損処理は脳卒中障害評価セット
（SIAS）を用いて評価した．独立性は機能性独立尺度である FIM
を用いて評価された．各アウトカム指標について，平均変化は 3
か月ごとに計算された．その結果，SIAS による障害，FIM によ
る独立性の比較ともに TS 群で有意に変化しなかったが，対照群
では有意に悪化し，それぞれの群間差で有意差があった．結論と
して，TS は下肢の障害を抑制し，脳卒中後の患者の脳機能に好
ましい効果を発揮すると考えられていた．

文献 4）本研究の目的は，漢方医学の経口投与が眼球血流（OBF）に及ぼす
影響を検討することであった．クロスオーバーのプロトコルを用
いて，13 人の健康盲検対象者に抑肝散，当帰芍薬散（TSS），桂枝
茯苓丸，八味地黄丸の 4 つをランダムに 5 g ずつ投与された．ブ
レ率やレーザースペックルフローグラフで得られた定量的 OBF
指数は視神経乳頭で投与前と投与 30 分後に測定された．眼圧と
眼内圧も測定されたが投与前後での有意な変化はみられなかっ
た．OBF に関しては，投与前と比較して投与後有意な変化が TSS
投与によってみられた．次に，TSS は普通の水との比較検討が行
われ，19 人の患者において 15，30，45，60 分と投与前に OBF の
測定を行った．OBF は対照と比較して TSS 投与後有意に増加し
（p＜0.01），投与後 30〜60 分にベースラインと比較して増加した
（p＜0.05）．これらの結果は，健康な被験者において TSS が BP（血

圧)または IOP(眼圧)に影響を及ぼすことなく OBF を増加させることができることを示唆している.

文献 5) 月経困難症における桂枝茯苓丸と当帰芍薬散の2つの治療の使用基準を確定するために行われた検討. 内部で 128 人の患者を用いてそれぞれの漢方薬の予測モデルを提案した後に, 40 人の月経困難症患者を用いて外部の検証を行った. 軽度の頭痛, BMI＜18.5 および腹力弱の所見が当帰芍薬散群で有意に多かった. 疲労感, 冷え性, 脚のしびれ, 腰部の冷感, 強い腹力, 臍傍圧痛および抵抗という所見は, 桂枝茯苓丸群に多かった. 最終的な推定精度は 81.2% であった.

基礎研究

文献 6) マウス流産モデルにおける当帰芍薬散(TSS)投与によるインバリアントナチュラルキラー T(iNKT)細胞活性への影響を検討した研究. 妊娠したマウスに, 膣栓形成の日から 1%TSS 含有または対照飼料を与えた. 流産率は, TSS 投与群(34%)は対照群(78%)よりも有意に低かった. 末梢性サイトカイン誘導は, 対照と比較して TSS 投与群において有意に減弱した. 脾細胞における iNKT 細胞の割合は TSS 投与群で対照群より低かった.

文献 7) 当帰芍薬散(TSS)が, β-アミロイドペプチド(Aβ)と卵巣切除(OVX)によって誘導されるラットの空間記憶の障害に及ぼす影響を調べた研究. TSS の反復投与は, 8 アーム放射状迷路試験における誤差の数を有意に減少させた. TSS はベースライン時に細胞外アセチルコリン(ACh)レベルに影響を及ぼさなかったが, TSS は背側海馬の細胞外 ACh レベルを有意に増加させた. TSS が, 背側海馬の細胞外 ACh レベルを少なくとも部分的に増加させることにより, Aβ と OVX によって誘導される空間記憶の障害を改善することを示唆している.

文献 8) 虚血性脳卒中モデルラットを用いて当帰芍薬散の効果を可逆性アセチルコリンエステラーゼ阻害剤であるドネペジルと比較して検討した研究. モデルに蒸留水, ドネペジル, 当帰芍薬散を

200，100 および 50 mg/kg で経口投与した当帰芍薬散のグループは，コントロールと比較して，感覚運動および認知運動機能の改善と，梗塞/欠損量の用量依存的減少を示した．当帰芍薬散投与により，ニューロンのアポトーシス（カスパーゼ-3 および PARP），萎縮および変性を伴うニューロンの減少を有意に低下させた．

文献 9）炎症性腸疾患における当帰芍薬散の効果を検討した研究．当帰芍薬散は，急性マウス大腸炎の臨床症状を軽減し，また IL-1β，IL-2，TGF-β，RAGE および TLR2 などの炎症性メディエーターを減少させることによって炎症を緩和した．

文　献
1) Terauchi M, et al：Evid Based Complement Alternat Med, 593560, 2014.
2) Lee HW, et al：Maturitas, 85：19-26, 2016.
3) Goto H, et al：Evid Complement Alternat Med, 194046, 2009.
4) Takayama S, et al：Evid Based Complement Alternat Med, 586857, 2014.
5) Yoshino T, et al：Evid Based Complement Alternat Med, 3159617, 2016.
6) Nagamatsu T, et al：Am J Reprod Immunol, 80(4)：e13021, 2018.
7) Egashira N, et al：J Pharmacol Sci, 136(3)：149-154, 2018.
8) Kim SH, et al：J Ethnopharmacol, 188：123-133, 2016.
9) Sreedhar R, et al：Int Immunopharmacol, 2：869-875, 2015.

024 加味逍遙散
<small>か み しょうようさん</small>

メーカー	剤形	効能・効果	
小太郎	細粒	頭痛，頭重，のぼせ，肩こり，倦怠感などがあって食欲減退し，便秘するもの 神経症，不眠症，更年期障害，月経不順，胃神経症，胃アトニー症，胃下垂症，胃拡張症，便秘症，湿疹	
ツムラ	顆粒	体質虚弱な婦人で肩がこり，疲れやすく，精神不安などの精神神経症状，ときに便秘の傾向のあるものの次の諸症： 冷え症，虚弱体質，月経不順，月経困難，更年期障害，血の道症	
クラシエ	細粒	体質虚弱な婦人で肩がこり，疲れやすく，精神不安などの精神神経症状，ときに便秘の傾向のあるものの次の諸症： 冷え症，虚弱体質，月経不順，月経困難，更年期障害，血の道症	

傷病名 基本名称	虚弱，冷え症，月経不順，頭痛，肩こり，倦怠感，神経症，不眠症，胃神経症，便秘症，湿疹，易疲労感，精神神経症，月経困難症，更年期症候群，頭重感，食欲不振，心因性胃アトニー，胃下垂，胃拡張

原　典

『太平恵民和剤局方』：「血虚労倦にて五心煩熱し，肢体疼痛し，頭目昏重して心忪し頬赤く口燥き咽乾き，発熱して盗汗し，食を減じて嗜臥し，及び血熱相搏ち，月水調わず，臍腹脹痛し，寒熱，瘧の如くなるを治す．又，室女の血弱く，陰虚して栄衛和せず，痰嗽して潮熱し，肌体羸痩して漸く骨蒸と成るを治す」

基本コンセプト

　加味逍遙散は，逍遙散に山梔子と牡丹皮を加味したものである．血虚，陰虚と，気滞や脾虚の病態，それによる熱証の病態が主である．胸中には無形の熱があるため，梔子鼓湯の方意として薄荷と山梔子で清熱し，上部の熱症に著効する．

構成生薬(g)											生薬1日分(g)	エキス含有量(g)	1日服用量	単位薬価(円)	1日薬価(円)
当帰	芍薬	白朮	茯苓	柴胡	牡丹皮	山梔子	甘草	生姜	薄荷	蒼朮					
3	3	3	3	3	2	2	2	1	1		23.00	5.00	7.5 g	13.10	98.25
3	3		3	3	2	2	1.5	1		3	22.50	4.00	7.5 g	17.60	132.00
3	3	3	3	3	2	2	1.5	0.5	1		22.00	4.10	6.0 g	20.00	120.00

臨床研究

文献 1) ホットフラッシュを訴える閉経前後患者120人のなかで漢方薬治療を希望する80人を桂枝茯苓丸と加味逍遙散のグループにランダムに割り付けた．また，治療を希望しない40人はコントロールとして経過を観察し，血清サイトカインを測定したところ，桂枝茯苓丸と加味逍遙散の両方の治療群で，IL-8 が有意に低下した．

文献 2) 統合失調症患者で抗精神病誘発性遅発性ジスキネジーを発症した 49 人に対し，加味逍遙散を 16 週間投与したところ，異常な全身性の運動不能スコアが有意に減少した($p < 0.01$)．

基礎研究

文献 3) パクリタキセル誘発性末梢ニューロパチーの *in vitro* モデルにおいて，加味逍遙散，芍薬甘草湯および牛車腎気丸の効果を検討．

3処方において，パクリタキセル処置 PC12 細胞からの神経突起の長さおよび GAP-43 および NF-L レベルが，NGF 処理 PC12 細胞のものと比べて有意に改善した．加味逍遙散または芍薬甘草湯は，PC12 細胞におけるリン酸化された Erk1/2 およびリン酸化された Akt の割合を増加させることによって，NGF による神経突起伸長を促進することが示唆された．

文献 4）加味逍遙散（KSS）と当帰芍薬散（TSS）は，*in vitro* でグレープフルーツジュースと同等に CYP3A 活性を阻害したが，*in vivo* では，通常の投与量でのエチゾラムと KSS または TSS との併用は，薬物相互作用を引き起こさないことが示された．

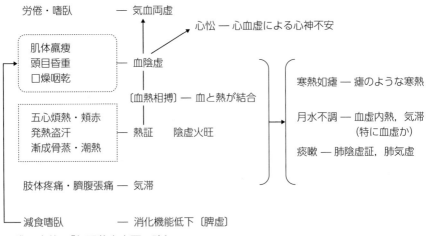

▲浅田宗伯 『勿誤薬室方函口訣』
加味逍遙散
・此方ハ清熱ヲ主トシ上部ノ血症ニ効アリ　故ニ逍遙散ノ症ニテ頭痛面熱肩脊強リ鼻衄ナトアルニ佳ナリ
上部（胸部より上を指すと思われる）の血に関連する症状に良いとされ，さらに，熱を帯びる症状に良い．

文　献
1）Yasui T, et al：Menopause, 18(1)：85-92, 2011.
2）Lee JG, et al：Psychiatry Clin Neurosci, 61(5)：509-514, 2007.
3）Konaka K, et al：J Pharm Health Care Sci, 3：20, 2017.
4）Makino T, et al：Biol Pharm Bull, 28(2)：280-284, 2005.

メーカー	剤形	効能・効果	
小太郎	細粒	比較的体力があり，ときに下腹部痛，肩こり，頭重，めまい，のぼせて足冷えなどを訴えるものの次の諸症： 月経不順，月経異常，月経痛，更年期障害，血の道症，肩こり，めまい，頭重，打ち身(打撲症)，しもやけ，しみ	
ツムラ	顆粒	体格はしっかりしていて赤ら顔が多く，腹部は大体充実，下腹部に抵抗のあるものの次の諸症： 子宮ならびにその付属器の炎症，子宮内膜炎，月経不順，月経困難，帯下，更年期障害(頭痛，めまい，のぼせ，肩こりなど)，冷え症，腹膜炎，打撲症，痔疾患，睾丸炎	
クラシエ	細粒	比較的体力があり，ときに下腹部痛，肩こり，頭重，めまい，のぼせて足冷えなどを訴えるものの次の諸症： 月経不順，月経異常，月経痛，更年期障害，血の道症，肩こり，めまい，頭重，打ち身(打撲症)，しもやけ，しみ	
	錠剤		

傷病名 基本名称	赤ら顔，子宮内膜炎，月経不順，月経困難症，帯下，頭痛，めまい，肩こり，冷え症，腹膜炎，月経痛，卵巣炎，子宮周囲炎，湿疹，凍傷，蕁麻疹，皮下出血，腹部圧痛，圧痛，子宮内感染症など，更年期症候群，打撲傷など，痔核など，精巣副睾丸炎など，思春期月経異常，月経重感，肝斑，扁平母斑，炎症後色素沈着，心因性心悸亢進，過多月経，出血性痔核，尋常性ざ瘡

原　典

『金匱要略』

婦人妊娠病篇：「婦人，宿に癥病あり，経断ちて未だ三月に及ばず，而も漏下を得て止まず，胎動きて臍上に在る者は癥痼妊娠を害すと為す．六月にして動く者は，前三月経水利するの時の胎なり．血下る者は断ちて後三月の胎なり．血止まざる所以の者は，其の癥去らざるが故なり．当に其の癥を下すべし．桂枝茯苓丸之を主る」

	構成生薬(g)					生薬 1日分 (g)	エキス 含有量 (g)	1日 服用量	単位 薬価 (円)	1日 薬価 (円)
	桂皮	茯苓	牡丹皮	桃仁	芍薬					
	4	4	4	4	4	20.00	2.80	6.0 g	7.60	45.60
	3	3	3	3	3	15.00	1.75	7.5 g	9.20	69.00
	4	4	4	4	4	20.00	2.30	6.0 g	10.30	61.80
	4	4	4	4	4	20.00	2.20	18 錠	4.30	77.40

基本コンセプト

癥すなわち，かたまりを瘀血と水に分解して処理する．瘀血に対して桂皮，桃仁，牡丹皮，芍薬が，水滞に対して茯苓が働く．

臨床研究

文献 1）アメリカ人女性の hot flash に対して，桂枝茯苓丸の有効性を検討した，ランダム化二重盲検プラセボ対照 Phase II 試験．Mayo hot flash score が 1 週間で 28％以上の患者を抽出基準とし，178 人の閉経後の女性を対象とした．1 週間のプラセボ投与期間の後，参加者をプラセボもしくは桂枝茯苓丸 7.5 g/日または 12.5 g/日の 3 群にランダムに割り付けた．一次アウトカムおよび二次アウトカ

ムは，Mayo clinic hot flash diary，greene climacteric index および Pittsburgh sleep quality index を使用して測定した．3 か月目に，hot flash score，更年期症状および睡眠の質は，プラセボ群で 34%，7.5 g/日群で 40%および 12.5 g/日群で 38%改善した(p＜0.001)．しかし，群間の変化の差は統計学的に有意ではなかった(p＝0.990)．桂枝茯苓丸投与群の 20%において，下痢が予期せず発生した．桂枝茯苓丸は，hot flash の頻度や重症度，更年期症状，睡眠の質を改善しなかった．

文献 2) 桂枝茯苓丸投与が循環型サイトカインに及ぼす影響について検討した研究．7 人の閉経前患者，51 人の更年期患者，45 人の自然閉経した患者，17 人の手術後に閉経した患者のうち，hot flash (HF)を訴える 80 人を，桂枝茯苓丸投与群と，加味逍遙散投与群の 2 群に分けた．さらに HF の治療を望まない 40 人の女性を対照群として 6 か月間追跡調査した．桂枝茯苓丸および加味逍遙散で治療した女性の有効率は，それぞれ 73.7%および 69.2%であった．桂枝茯苓丸で処置した女性の血清単球走化性タンパク濃度は有意に低下した(p＝0.0037)．一方，加味逍遙散で処理した女性における IL-6 およびマクロファージ炎症性タンパク-1β の濃度は有意に低下した(p＝0.019 および p＝0.039)．桂枝茯苓丸群と加味逍遙散群の血清 IL-8 濃度は有意に低下した(p＝0.021，p＝0.014)．桂枝茯苓丸と加味逍遙散の投与により，閉経期の閉経後女性の体温調節に関与する血清 IL-8 濃度を低下させる．さらに，閉経後の女性において，加味逍遙散は単球走化性タンパク質-1 レベルを低下させる．

文献 3) 慢性骨盤内炎症性疾患の治療に対する桂枝茯苓丸カプセル，丸剤の有効性および安全性を体系的に評価したシステマティックレビュー．CNKI データベース，WanFang，SinoMed，PubMed，Embase，Cochrane Library を 2017 年 2 月初めに検索し，合計 30 の RCT が最終的に評価された．メタアナリシスの結果，西洋医学治療群と比較して，桂枝茯苓丸(カプセル，丸薬)併用群で，臨床症状を有意に改善すること，再発率が低下する可能性があること，抗炎症および血液循環を有意に改善することが示された．有

害事象に関しても，西洋医学治療群と比較して，併用群で発生率が低いことが示された．

文献 4）患者の疾患活動性に対する桂枝茯苓丸(KBG)の効果を検討した研究．アトピー性皮膚炎(AD)患者(n＝45)に処方薬に加えてKBG を 4〜6 週間投与した．SCORAD インデックスと VAS スコアは，KBG の投与後に有意に減少した(p＜0.01)．KBG は血清LDH値を有意に低下させた(p＜0.01)．全体的な臨床効果として，SCORAD インデックスは，中等度から非常に良い効果を示した患者のうち，88.5％(n＝26)が苔癬スコア(苔癬スコア SCORADで 2 以上)が高かった．一方，軽度の改善もしくは改善なしの患者では，42.1％(n＝19)しか高い苔癬スコアを示さなかった．さらに，9〜67 週間の KBG の長期投与により，苔癬化スコアが高い患者の改善が認められた．KBG は，特に苔癬病変を伴う AD に対して効果的であることが示唆された．

文献 5）がん化学療法に伴う末梢神経障害(CINP)に対する漢方薬治療の有効性を検討した後ろ向き研究．CINP と診断された，24 人の患者を対象とした．漢方薬は，漢方診断に基づき漢方専門医によって処方され，24 例中 20 例(83.3％)で有効であった．9 例中 7 例が症状の軽減率 70％以上を示し，20 例中 9 例が著効を示した(症状の消失および痛みが改善または 50％以上の改善を示した)．20 例のうち 11 例が軽度の改善(症状の 50％以下)を示し，24 例中 4 例で有効でなかった．牛車腎気丸，八味地黄丸，桂枝茯苓丸が頻用され，24 例中 13 例は，牛車腎気丸および八味地黄丸を用いていた．漢方医学的診断に基づく処方は CIPN に有効であることが示された．

基礎研究

文献 6）桂枝茯苓丸長期投与による有害事象を検討した研究．6 週齢のSprague-Dawley ラットを桂枝茯苓丸 0(注射用水)，100，500 および2,500 mg/kg/日の 4 群に分け，24 か月間投与した．桂枝茯苓丸投与はどちらの性別の生存率にも影響しなかった．また，桂枝茯

苓丸投与は，腫瘍の発生率の増加と関連していなかった．

文献 7) 血小板凝集に及ぼす桂枝茯苓丸（KBG）の影響を検討した研究．血小板凝集抑制作用を有するとされている当帰芍薬散（TSS）や加味逍遙散（KSS），その効果がないと思われる六君子湯（RKT）や芍薬甘草湯（SKT）と，KBG を比較した．モルモットの全血を用いたスクリーン濾過圧法により，各試験薬剤の血小板凝集を測定し，コラーゲン誘発圧率（%）または圧迫率（PATI 値）を測定した．KBG はコラーゲン誘発全血圧上昇を抑制し，TSS および KSS と同様に PATI 値を増加させた．RKT も SKT もこれらの効果を示さなかった．KBG の構成生薬である桂皮と牡丹皮は，KBG のような圧力速度抑制と PATI 上昇効果を示した．さらに，牡丹皮の代表成分である peonol，血小板凝集阻害作用を有することが知られているアスピリン（COX-1 阻害剤）も同様の効果を示した．これらの結果により構成生薬である牡丹皮および桂皮の血小板凝集抑制活性が，微小循環障害に対する KBG の改善効果に関与し，これらの作用に peonol が関与していることを示唆した．

文献 8) 瘀血の微小循環と，桂枝茯苓丸の薬理学的効果を，ライブイメージング技術を用いて明らかにした研究．桂枝茯苓丸の経口投与は，投与前レベルと比較して，マウス皮下細動脈の有意な血管拡張を誘導した．この血管拡張は投与後 60 分でピークに達し，90 分間持続した．皮下毛細血管の血流速度も桂枝茯苓丸によってほぼ同様に増加した．ラット腸間膜動脈において，桂枝茯苓丸投与は，瘀血病変を代表する赤血球鬱血および無細胞層の分解能を含む微量動態パラメータを改善した．ライブイメージングは，桂枝茯苓丸投与後の動脈内皮における一酸化窒素（NO）特異的試薬の増加を明らかにした．この傾向は，血管分岐部で最も顕著であったが，腸間膜動脈全体に存在した．桂枝茯苓丸の微小循環改善効果，すなわち細動脈の血管拡張，血流速度の上昇，赤血球鬱滞を解消し，瘀血を改善する効果が示された．

文献 9) 遺伝子（SHR/メタボリックシンドロームモデルラット）または食事（DIO/高脂肪食負荷マウス肥満モデル）メカニズムの 2 つの異なる肥満げっ歯類モデルにおける桂枝茯苓丸（KBG）の効果を評

価した研究. KBG 投与は SHR ラットまたは DIO マウスモデルの体組成に有意な影響はなかった. KBG 投与は DIO マウスのレプチンおよび肝臓 TG レベルの血清レベルを有意に低下させたが，SHR ラットモデルでは有意に減少しなかった. さらに，KBG 投与 DIO マウスでは，肝臓での脂肪沈着および白色脂肪組織中脂肪細胞数が非投与マウスと比較して有意に減少した. 本研究により，KBG が全身性レプチンレベルおよび/または脂質代謝の調節によって肥満状態を改善する可能性が示された.

文　献

1) Plotnikoff GA, et al：Menopause, 18(8)：886-892, 2011.
2) Yasui T, et al：Menopause, 18(1)：85-92, 2011.
3) Zhang LS, et al：Zhongguo Zhong Yao Za Zhi, 42(8)：1500-1509, 2017.
4) Mizawa M, et al：ISRN Dermatol, 158598, 2012.
5) Kimata Y, et al：World J Clin Cases, 4(10)：310-317, 2016.
6) Kanitani M, et al：J Toxicol Pathol, 29(2)：103-110, 2016.
7) Terawaki K, et al：Evid Based Complement Alternat Med, 295706, 2015.
8) Tomita T, et al：Evid Based Complement Alternat Med, 3620130, 2017.
9) Gao F, et al：Evid Based Complement Alternat Med, 2015.

ま おうとう

メーカー	剤形	効能・効果	
小太郎	細粒	高熱悪寒があるにもかかわらず，自然の発汗がなく，身体痛，関節痛のあるもの，あるいは咳嗽や喘鳴のあるもの 感冒，鼻かぜ，乳児の鼻づまり，気管支喘息	
ツムラ	顆粒	悪寒，発熱，頭痛，腰痛，自然に汗の出ないものの次の諸症： 感冒，インフルエンザ(初期のもの)，関節リウマチ，喘息，乳児の鼻閉塞，哺乳困難	
クラシエ	細粒	風邪の引きはじめで，寒気がして発熱，頭痛があり，身体のふしぶしが痛い場合の次の諸症： 感冒，鼻かぜ	

傷病名 基本名称	悪寒，発熱，頭痛，感冒，インフルエンザ，関節痛，喘鳴，気管支喘息，腰痛症，無汗症，関節リウマチ，鼻閉，鼻閉感，哺乳障害など，咳

原　典

『傷寒論』：「太陽病，頭痛発熱，身疼腰痛，骨節疼痛，悪風，汗無くして
喘する者，麻黄湯之を主る」
「覆いて微似汗を取り，粥を啜るを須いず，余りは桂枝法の如
く将息す」

基本コンセプト

　外邪が皮と腠理に外束し，鬱熱を生じた状態に対し，発汗させることに
よって邪を取り除く（葛根湯の項参照）.
　麻黄は肺の宣散を高め，結果的には，①皮の衛気を推進する. ②膈邪を
外散させる. ③胃気を腎気に繋げる. したがって，麻黄は表面の皮に対し
て水平方向に衛気を推進する. 一方，麻黄と組み合わせて用いられる桂皮
は胃気を外方の肌および上方の肺に向かわせ，①胃気を脈外の衛気に繋
げ，肺の宣散を高める. ②脈外の衛気を推進する. ③肌気の外出を推進す
る. したがって，桂皮は垂直方向（腠理を内→外）のベクトルを主として推

	構成生薬(g)				生薬 1日分 (g)	エキス 含有量 (g)	1日 服用量	単位 薬価 (円)	1日 薬価 (円)
	麻黄	杏仁	桂皮	甘草					
	5	5	4	1.5	15.50	1.90	6.0 g	8.10	48.60
	5	5	4	1.5	15.50	1.75	7.5 g	8.10	60.75
	5	5	4	1.5	15.50	1.60	6.0 g	9.40	56.40

進する．皮および皮腠に寒邪が外束していても，腠理の開閉機能が保たれていれば，麻黄一味で肺の宣散を高め，皮の衛気，脈外の気を推進するのみで発汗に至る．寒邪の外束が強く，腠理の開閉機能が傷害されている場合には，麻黄一味では発汗しない．その場合には，桂皮を加えて発汗作用を増強する．皮肌に鬱滞した気，水（湿熱）を発汗のみで解消できない場合は，越婢加朮湯証と同様に，皮・肌から内向させて尿として排出させる麻黄と杏仁の組み合わせが必要となる．このように，麻黄湯は寒邪の外束を発汗のみでなく，内向ルートからの利尿によっても取り除くのである．非常に切れ味の良い優れた方剤といえる．発汗あるいは利水により当然胃気は失われるのであるが，甘草を併用することにより守胃し，胃気の外泄が一定以上にならないよう防止している．また，よく小児症例では麻黄湯を服用させると発汗はあまりしないが尿量が非常に増え解熱するが，上記の機序を理解すれば，麻黄湯証では発汗がやや不十分でも解熱することがわかる．

　筆者はこの考え方で様々な疾患に麻黄湯を応用している．どのような場合に麻黄湯を選択すべきかの参考にしていただきたい．

臨床研究

文献 1) 38℃以上の発熱を含むインフルエンザ様症状を呈した5か月〜13歳までの症例を対象とし，迅速診断キットの判定によりインフルエンザ陽性であった症例をランダムに①オセルタミビル投与群と②麻黄湯・オセルタミビル併用群，オセルタミビルの適応とならない1歳未満の症例および迅速キットで陰性の症例は③麻黄湯単独投与群とした．治療開始から解熱までの時間の中央値は，オセルタミビル投与群では24時間，麻黄湯・オセルタミビル併用群では平均18時間，麻黄湯単独群では15時間で，麻黄湯・オセルタミビル併用群および麻黄湯単独群で有意に短かった．各群とも有害事象の発生はなかった．

文献 2) インフルエンザ迅速診断キットにてインフルエンザA抗原が陽性と判明した患者45人を対象に，麻黄湯投与群と非投与群に振り分けて麻黄湯の有用性について検討した前向き研究．麻黄湯のインフルエンザ感染後の解熱作用は，抗インフルエンザ薬と同等であった．麻黄湯では，インフルエンザ感染後の頭痛，筋肉痛，咳，倦怠感の自覚症状に対し，オセルタミビルやザナミビルと同等の効果が認められた．特に関節痛に関しては，オセルタミビル単独群に比較して，有意に麻黄湯に優れた効果が認められた．

文献 3) 麻黄湯，オセルタミビルまたはザナミビルのランダム化比較試験．麻黄湯($n=10$)，オセルタミビル($n=8$)，また，ザナミビル($n=10$)の発熱期間について分析した．患者の発熱の中央値は，3つの群の間で有意な群間差は症状スコア全体でみられなかった．試験期間中のウイルス持続性率および血清サイトカインレベル（IFN-a，IL-6，IL-8，IL-10，およびTNF-a）は，3群間で差異を示さなかった．麻黄湯のノイラミニダーゼ阻害剤と同等の臨床的およびウイルス学的有効性が示唆された．

基礎研究

文献 4) インフルエンザウイルス感染の初期段階および免疫系による麻黄湯の作用機序を検討した研究．インフルエンザウイルス A/PR/8/34 をマウスに上気道感染させ 4 時間から 52 時間後に麻黄湯を経口投与すると，水処理した対照と比較して有意な解熱効果が得られた．麻黄湯投与は，マウスの鼻(NLF)および気管支肺胞洗浄液(BALF)のウイルス力価を 52 時間で有意に減少させ，抗インフルエンザウイルス IgM，IgA および IgG を有意に増加させた．麻黄湯がインフルエンザウイルス感染マウスにおいて解熱活性を発揮し，初期段階でウイルス減少効果を発揮することを示している．

文献 5) マウス脳心筋炎(EMC)ウイルスによって誘発された心筋炎の発症に対する麻黄湯の効果を評価した研究．マウスを無作為に 5 群に分けた．グループ N は非感染対照(n＝18)を含み，A，B および C 群は EMC ウイルスの腹腔内注射を受けた．グループ A に 0〜4 日目までの経口食塩水を投与した．麻黄湯を 2〜6 日目に投与した C 群(36.4％)の生存率は A(食塩水)群，B(0〜4 日目に麻黄湯投与)群または D(5〜10 日目に麻黄湯を投与)群と比較して有意に改善した($p < 0.05$)．グループ C の HW(心臓)および HW/BW(体重)比は，グループ A，B または D のそれより有意に低かった($p < 0.05$)．2 日目から開始する麻黄湯の投与は，心筋 TNF-α の発現の減少したマウスにおけるウイルス性心筋炎に起因する死亡率を改善することが示唆された．

文　献
1) Kubo T, et al：Phytomedicine, 14：96-101, 2007.
2) Saita M, et al：Health, 3：300-303, 2011.
3) Nabeshima S, et al：J Infect Chemother, 18：534-543, 2012.
4) Nagai T, et al：Evid Based Complement Alternat Med, 187036, 2014.
5) Shijie Z, et al：Evid Based Complement Alternat Med, 7(3)：341-349, 2010.

メーカー	剤形	効能・効果	
小太郎	細粒	咽喉が乾き，浮腫または水疱が甚だしく尿量減少または頻尿のもの，あるいは分泌物の多いもの 腎炎，ネフローゼ，湿疹，脚気	
ツムラ	顆粒	浮腫と汗が出て小便不利のあるものの次の諸症： 腎炎，ネフローゼ，脚気，関節リウマチ，夜尿症，湿疹	

傷病名 基本名称	浮腫，腎炎，脚気，夜尿症，湿疹，変形性膝関節症，急性結膜炎，フリクテン性粘膜炎，翼状片，ネフローゼ症候群，関節リウマチ，乏尿，頻尿症

原　典

『金匱要略』：「千金方の越婢加朮湯，肉極熱するときは身体津脱し，腠理
開きて汗大いに泄し，厲風の気，下焦脚弱するを治す」
「悪風には附子一枚炮じて加う」
「裏水は一身面目黄腫し，其の脉沈，小便利せざる故に水を
病ましむ．仮如えば小便自利すれば，此れ津液を亡くす．
故に渇せしむる也．越婢加朮湯之を主る」
「裏水は越婢加朮湯之を主る．甘草麻黄湯も亦之を主る」

基本的なコンセプト

　「汗大泄」しているが去邪ができていないことから，病邪は温邪と考えら
れ，麻黄・桂枝による発汗（外散）の方法をとることができない．よって，
温邪を内・降の方向，すなわち膀胱から排出する方向にて駆逐する．

臨床研究

文献　1）帯状疱疹に対し，抗ウィルス薬（バラシクロビル塩酸塩）と漢方薬
の併用により，その経過を軽くできたかどうか33症例について

	構成生薬(g)						生薬1日分(g)	エキス含有量(g)	1日服用量	単位薬価(円)	1日薬価(円)
	甘草	生姜	麻黄	大棗	石膏	蒼朮					
	2	0.8	6	3	8	4	23.80	6.00	9.0 g	6.70	60.30
	2	1	6	3	8	4	24.00	3.25	7.5 g	11.60	87.00

後ろ向きに検討した. 五苓散(水疱), 桂枝加朮附湯(痛み), 越婢加朮湯(発赤)を単剤または2剤合方で投与した. 全経過日数は平均20.4日(3〜88日)で60日未満84.5%, 90日以上は0%であり, バラシクロビル塩酸塩単独の皮疹発現90日後の疼痛残存率の24.7%よりも低率であった.

文献 2) 変形性膝関節症の治療における漢方薬の防已黄耆湯と越婢加朮湯の併用(漢方薬群)の効果の検討では, 漢方薬群の有効例は51.2%, ロキソプロフェンナトリウム有効率は48.8%であった. 当該治療薬だけで治療を終えることができたのは漢方薬群で39例(62.9%), ロキソプロフェンナトリウム投与群では26例(42.6%)であり, 有意差がみられた.

文献 3) 成人滲出性中耳炎急性例34人46耳を対象に, 小青竜湯エキスと越婢加朮湯エキスを併用投与し(A群:20人28耳), その効果を, カルボシステインとクラリスロマイシンの併用群(B群:14人18耳)を対照として検討した比較研究. A群はB群に比べ有意に良好な成績であった.

文献 4) 16歳以上の滲出性中耳炎急性例34人を対象とした, 単施設, 準ランダム化比較試験. ティンパノグラムの正常化もしくは改善, かつ鼓室貯留液の消失が確認され「有効以上」と評価されたものが, コントロール群では38.9%であったのに対し漢方群では

75.0％と有意差があった（p＝0.02）. 自覚的耳症状改善開始時期が漢方群はコントロール群に比し有意に早期であった（p＝0.05）.

文献　5）縦隔リンパ管奇形に対し，漢方医学的診断によって，越婢加朮湯と黄耆建中湯を投与し，著明な縮小を得た症例報告.

文献　6）3か月〜4歳の頭頸部・胸部のリンパ管奇形に対し，越婢加朮湯を使用した症例を後ろ向き検討し，全例で病変の縮小が認められ，有効性が示されたと報告した.

基礎研究

文献　7）コラーゲン誘発関節炎および pX トランスジェニックマウスに対する効果を調べた基礎研究. 大防風湯, 甘草附子湯および麻杏薏甘湯は, コラーゲン誘発性関節炎（CIA）マウスの関節炎の重篤度を有意に低下させた.

文献　8）五苓散, 柴苓湯, 猪苓湯, 防已黄耆湯, 当帰芍薬散, 越婢加朮湯および苓桂朮甘湯は, 対照として用いたフロセミドとは異なり, モデルマウスに対して水分代謝調節作用を有していることが判明し, それらの利水作用が検証された.

文献　9）オボアルブミン（OVA）によって誘導されたマウス食物アレルギー（FA）モデルにおいて, 越婢加朮湯は FA 症状を予防し, 能動型および受動型アナフィラキシーモデルの両方で症状を緩和した.

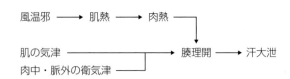

▲越婢加朮湯証
「汗大泄」しているが去邪ができていない.
病邪は温邪
麻黄・桂枝による発汗（外散）の方法をとることができない.
よって, 温邪を内・降の方向にて駆逐する.

麻黄＋生姜　①皮衛気の推進
　　　　　　②脈外の気の推進

石膏＋白朮　①肌・肉の清熱
　　　　　　②胃の清熱
　　　　　　③腠理のベクトルを内向させ，肌の還流路を推進
　　　　　　④心下から小腸へ下降

大棗＋甘草――生津・守胃

▲麻黄と生姜，石膏，朮にて気の推進をし，また肌の還流をはかり，その勢いにて肌・肉の温邪を清し，最終的には尿から出す.

文　献

1）木村英夫：漢方と最新治療，23（3）：261-264，2014.
2）岩田康男：日臨整誌，38（1）：22-30，2013.
3）井上裕章：耳鼻と臨床，47（5）：361-366，2001.
4）森　壽生ほか：Therapeutic Res, 18：3093-3099, 1997.
5）Ogawa-Ochiai K, et al：J Altern Complement Med, 17（6）：563-565, 2011.
6）Hashizume N, et al：Pediatr Dermatol, 33（2）：191-195, 2016.
7）Ono Y, et al：Mod Rheumatol, 13（1）：50-56, 2003.
8）大西憲明ほか．和漢医薬誌，17（3）：131-136，2000
9）Matsui T, et al：Int Arch Allergy Immunol, 173（2）：71-83, 2017.

030 真武湯
しん ぶ とう

メーカー	剤形	効能・効果	
小太郎	細粒	冷え，倦怠感が強く，めまいや動悸があって尿量減少し，下痢しやすいもの 慢性下痢，胃下垂症，低血圧症，高血圧症，慢性腎炎，感冒	
ツムラ	顆粒	新陳代謝の沈衰しているものの次の諸症： 胃腸疾患，胃腸虚弱症，慢性腸炎，消化不良，胃アトニー症，胃下垂症，ネフローゼ，腹膜炎，脳溢血，脊髄疾患による運動ならびに知覚麻痺，神経衰弱，高血圧症，心臓弁膜症，心不全で心悸亢進，半身不随，リウマチ，老人性瘙痒症	
クラシエ	細粒	新陳代謝機能の衰退により，四肢や腰部が冷え，疲労・倦怠感が著しく，尿量減少して，下痢しやすく動悸やめまいを伴うものの次の諸症： 胃腸虚弱症，慢性胃腸カタル，慢性腎炎	

傷病名 基本名称	胃腸疾患，腹膜炎，知覚麻痺，神経衰弱，高血圧症，心臓弁膜症，心不全，老年性瘙痒症，倦怠感，めまい，動悸，低血圧症，感冒，疲労感，嘔吐症，慢性腸炎，蕁麻疹，湿疹，脳出血，腸炎，慢性胃腸炎，消化不良症，心因性胃アトニー，胃下垂，ネフローゼ症候群，脳出血，心因性心悸亢進，神経性心悸亢進，関節リウマチ，冷え症，乏尿，下痢症，習慣性下痢，胃下垂，慢性糸球体腎炎，カタル性胃腸炎，内臓下垂，脊髄麻痺

原 典

『傷寒論』：「太陽病，汗を発し，汗出でて解せず，其の人仍発熱し，心下悸し，頭眩して，身潤動し，振振として地に擗たんと欲する者，真武湯之を主る」

「少陰病，二三日已まず，四五日に至りて腹痛し，小便利せず，四肢沈重・疼痛し，自ずから下利する者，此れ水気有りと為す．其の人或いは欬し，或いは小便利し，或いは下利し，或いは嘔する者，真武湯之を主る」

	構成生薬(g)					生薬 1日分 (g)	エキス 含有量 (g)	1日 服用量	単位 薬価 (円)	1日 薬価 (円)
	茯苓	芍薬	生姜	白朮	附子末	蒼朮					
	5	3	0.8	3	1		12.80	2.40	6.0 g	8.20	49.20
	4	3	1.5		0.5	3	12.00	2.00	7.5 g	9.40	70.50
	5	3	1	3	1		13.00	2.40	4.5 g	12.20	54.90

基本コンセプト

　発汗して特に胃・腎・心包の気虚となり，虚している腎の気化作用が衰え，水気を発生する．水気を伴った腎気が，昇降不利している心下に昇り心下悸(動悸)となり，めまいがしたりする場合に用いる．

臨床研究

文献　1）心療内科を受診しためまいおよび身体動揺感のある患者に対して真武湯の有効性を検討した後ろ向き研究．14 例全例に水滞を認めた．自覚度の改善は 12 例で認めた．1 例は不変で，1 例は増悪して中止した．Self-rating depression scale(SDS)および state trait anxiety inventory(STAI)は症状の改善との関連を認めなかった．

文献　2）おたふくかぜとインフルエンザ患者に真武湯エキス剤を投与し

た診療録からの後ろ向き検討. おたふくかぜでは16.4％に真武湯が投与された. 真武湯の効果は著効が66％, 有効が27％, 不明が7％であった. インフルエンザでは, 著効が72％, 有効が23％, 不明が5％であった.

基礎研究

文献　3）NRK-52E細胞におけるAVP-V2R-AQP2経路に対する真武湯の効果およびメカニズムを調べることを目的とした *in vitro* 研究. 真武湯投与血清で24時間処理したZ7d群のAQP2 mRNA（p＜0.01）およびV2R, PKAおよびAQP2のタンパク質発現（p＜0.05, p＜0.01, p＜0.05）は正常ラット血清群より有意に高かった. また, Z7d＋dDAVP群のV2R, p-AQP2, AQP2（p＜0.01, p＜0.05, p＜0.01）の発現量は正常ラット血清群と比較して有意に上昇した. AVP-V2R-AQP2の経路は, 真武湯が水輸送のバランスを調節するメカニズムの一つである可能性が示唆された.

文献　4）40週齢DDY雄性マウスに八味地黄丸（A群）, 真武湯（B群）, 釣藤散（C群）, 抑肝散加陳皮半夏（D群）を経口的に25週間投与した. 血漿中のT-cho, TG, LPO値は漢方方剤投与群では非投与対照群に比較し低下傾向を示した. 特にT-cho, LPO値はB, C群で, TG値はA〜D群で有意の低下が認められた. 肝の脂質もTG値においてAおよびC群で有意の低下が認められた. 脳においては真武湯投与群でMnの有意な増加が認められた. 真武揚が脳においてMnのcofactor作用を増強することが推定された.

生姜，附子－胃気を鼓舞，胃飲を流す
芍薬，生姜－胃気を腎に供給
附子　　　－補腎，腎気を鼓舞
芍薬　　　－肌・肉の湿の還流↑
　　　　　　心下から小腸・膀胱・大腸への第二粛降↑
附子，生姜－胃気が脈中の血，脈外の気を推進，通絡
白朮　　　－心下の飲をさばき，肌・肉の湿の還流をはかる
茯苓　　　－皮水，過剰な血中の水，胸中の水，腎水をさばく

文　献

1) 木附　康：日本東洋心身医学研究, 7(1-2)：34-37, 2012.
2) 石井アケミ：日本小児東洋医学会, 27：32-37, 2014.
3) Zhou XJ, et al：Zhongguo Zhong Yao Za Zhi, 43(3)：603-608, 2018.
4) 石川　斉ほか：和漢医薬学雑誌, 12(4)：408-409, 1996.

032 人参湯・理中丸
にんじんとう　り ちゅうがん

メーカー	剤形	効能・効果	
小太郎	細粒	貧血, 冷え症で胃部圧重感あるいは胃痛があり, 軟便または下痢の傾向があるもの, あるいはときに頭重や嘔吐を伴うもの 慢性下痢, 胃炎, 胃アトニー症, 貧血症, 虚弱児の自家中毒, 小児の食欲不振	
ツムラ	顆粒	体質虚弱の人, あるいは虚弱により体力低下したものの次の諸症: 急性・慢性胃腸カタル, 胃アトニー症, 胃拡張, つわり, 萎縮腎	
クラシエ	細粒	手足などが冷えやすく, 尿量が多いものの次の諸症: 胃腸虚弱, 胃アトニー, 下痢, 嘔吐, 胃痛	

傷病名 基本名称	虚弱, 胃拡張, つわり, 萎縮腎, 貧血, 冷え症, 胃痛, 胃炎, 食欲不振, 腸カタル, カタル性胃腸炎, 心因性胃アトニー, 下痢症, 頭重感, 嘔吐症, 慢性下痢症, 多尿

原　典

『傷寒論』:「霍乱, 頭痛・発熱し, 身疼痛す. 熱多くて水を飲まんと欲する者, 五苓散之を主る. 寒多くて水を用いざる者, 理中丸之を主る」

「胸痺, 心中痞, 留気して胸に結ぼりて在り, 胸漏, 脇下逆搶心するは, 枳実薤白桂枝湯之を主る. 人参湯もまた之を主る」

基本コンセプト

胃に寒飲があるために呈する病態全般に用いる.

臨床研究

文献　1）人参湯による慢性腸管障害7例の症例研究. 症状の改善は7人の患者のうち6人で観察された. CIPOによる著しく拡張した腸管ガス像が4人の患者において改善した.

構成生薬(g)					生薬1日分 (g)	エキス含有量 (g)	1日服用量	単位薬価 (円)	1日薬価 (円)
人参	甘草	白朮	乾姜	蒼朮					
3	3	3	3		12.00	3.20	6.0 g	13.50	81.00
3	3		3	3	12.00	2.50	7.5 g	15.00	112.50
3	3	3	3		12.00	3.00	6.0 g	12.30	73.80

文献　2）健常人において，6 g の人参湯の単回経口投与により，投与後40〜90 分において血漿中のモチリン（motilin）レベルが有意に上昇し，投与後 20〜90 分においてソマトスタチンレベルも有意に上昇した．また，プラセボ投与群でみられた一過的なガストリンレベルの上昇が人参湯投与によって抑制された．

基礎研究

文献　3）マウスメラノーマにおける人参湯の抗腫瘍効果を評価した研究．*In vitro* では，人参湯は IL-6 タンパク質の産生を減少させてアポトーシスを有意に誘導した．マウスに対する予防的投与では，腫瘍壊死領域の増加，単核細胞，好中球，CD4＋細胞，IFN-γ＋細胞の浸潤の増加および腫瘍部位における Foxp3＋細胞の浸潤の減少を伴うマウスにおける B16F1 腫瘍の増殖を抑制する傾向があった．人参湯は *in vitro* および *in vivo* で B16F1 メラノーマに対して抗腫瘍効果を示した．

文献　4）卵巣摘出マウスにおいては，胸腺内 T 細胞分布において CD4＋，

CD8＋が低下し，その他は増加するが，この変化は人参湯および四逆散投与により抑制され，麻黄湯により促進された．これらの結果は人参湯および四逆散が更年期障害および自己免疫疾患モデルマウスの免疫系，特に胸腺内 T 細胞の異常を改善する可能性を示唆している．

文献 5) 自発性自己免疫性糖尿病モデルとして NOD（non-obese diabetic：非肥満糖尿病）マウスに対する人参湯（NJT）の効果を検討した研究．NJT は，30 週齢（2/10）の NOD マウスの自発的糖尿病の発生を NJT 非投与対照と比較して有意に予防した（7/10）．NJT はまた，インスリン欠乏および糖尿病を引き起こす膵島炎の進行を有意に抑制した．NJT が NOD マウスにおける糖尿病を予防できることを示唆している．

文献 6) 人参湯の胃腸管に対する薬理作用が消化管粘膜調節ペプチド量の変化によるものかどうかを調べるために，人参湯が CGRP 様免疫反応物質（IS）とサブスタンス P-IS のレベルに及ぼす影響を調べた研究．人参湯の単回経口投与群は，プラセボ群と比較して，40 分および 60 分で血漿 CGRP-IS の有意な増加をもたらし，90 分で P-IS レベルで有意に増加した．

文　献

1）Uehara S, et al：Evid Based Complement Alternat Med, 462586, 2015.
2）Naito T, et al：Biol Pharm Bull, 24（2）：194-196, 2001.
3）Nakai N, et al：Traditional & Kampo Medicine, 2（1）：14-22, 2015.
4）小林崇雄ほか：和漢医薬学雑誌，15（2）：89-96，1998.
5）Kobayashi T, et al：Microbiol Immunol, 44（4）：299-305, 2000.
6）Sato Y, et al：Biol Pharm Bull, 27（12）：2032-2034, 2004.

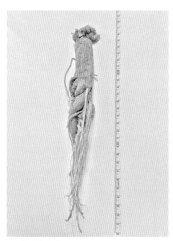

▲朝鮮人参

メーカー	剤形	効能・効果	
小太郎	細粒	胃腸機能減退し，疲労・倦怠感があるもの，あるいは頭痛，悪寒，盗汗，弛緩性出血などを伴うもの 結核性疾患および病後の体力増強，胃弱，貧血症，夏やせ，虚弱体質，低血圧，腺病質，痔核，脱肛	
ツムラ	顆粒	消化機能が衰え，四肢倦怠感著しい虚弱体質者の次の諸症： 夏やせ，病後の体力増強，結核症，食欲不振，胃下垂，感冒，痔，脱肛，子宮下垂，陰萎，半身不随，多汗症	
クラシエ	細粒	元気がなく胃腸の働きが衰えて疲れやすいものの次の諸症： 虚弱体質，疲労・倦怠感，病後の衰弱，食欲不振，寝汗	
大杉製薬	顆粒	元気がなく胃腸の働きが衰えて疲れやすいものの次の諸症： 虚弱体質，疲労・倦怠感，病後の衰弱，食欲不振，寝汗	
	細粒		
	錠剤		

傷病名 基本名称	虚弱，食欲不振，胃下垂，感冒，多汗症，胃腸機能減退，頭痛，悪寒，貧血，衰弱，低血圧症，多汗症，寝汗，下肢倦怠感，結核，痔核，肛門脱，器質性インポテンス，疲労感，倦怠感，出血

原　典

『内外傷弁惑論』：「古の至人，陰陽の化を窮め，生死の際を究む．内経に著す所に悉く言う．人は胃の気を以って本と為す．蓋し人は水穀の気を受けて以って生く．所謂清喜・栄気・衛気・春升の気は皆胃の気の別称也．夫れ胃は水穀の海為り．…蓋し温は能く大熱を除く．大いに苦寒の薬にて胃土を瀉することを忌むのみ．今，補中益気湯を立つ」

基本コンセプト

　気を上に持ち上げる昇提作用が主体の方剤．気を昇提し，中気下陥を改善する．

| 構成生薬(g) | | | | | | | | | | | 生薬1日分(g) | エキス含有量(g) | 1日服用量 | 単位薬価(円) | 1日薬価(円) |
人参	白朮	黄耆	当帰	陳皮	大棗	柴胡	甘草	生姜	升麻	蒼朮					
4	4	4	3	2	2	2	1.5	0.5	1		24.00	7.00	12.0 g	11.70	140.40
4		4	3	2	2	2	1.5	0.5	1	4	24.00	5.00	7.5 g	25.00	187.50
4	4	4	3	2	2	2	1.5	0.5	1		24.00	6.40	7.5 g	22.40	168.00
4	4	4	3	2	2	2	1.5	0.5	1		24.00	6.20	12.0 g	10.90	130.80
4	4	4	3	2	2	2	1.5	0.5	1		24.00	4.90	7.5 g	25.90	194.25
4	4	4	3	2	2	2	1.5	0.5	1		24.00	4.90	18 錠	10.50	189.00

臨床研究

文献 1）補中益気湯投与による誤嚥性肺炎予防，QOL 向上，介護環境改善効果を臨床的に検討した前向き比較研究．補中益気湯投与群において，非投与群に比して，誤嚥性肺炎の再発が顕著に抑制され（p＜0.01），さらに食欲不振，全身倦怠感は有意に改善し（p＜0.05），体重，体温，血清アルブミン値も有意に上昇した（p＜0.05）．

文献 2）機能的自立度評価表（FIM）による分類が重症（FIM 総得点≦40点）患者の日常生活動作（ADL）や栄養・免疫状態低下に対する補中益気湯の有効性および安全性について検討した RCT．FIM 総得点は両群ともに治療前後で有意に改善したが，群間差はなかった．炎症性合併症発症率は補中益気湯投与群で有意に低かった（p＝0.049）．FIM 運動得点が 20 点以下の症例において治療前後の総リンパ球数変化比は補中益気湯投与群で増加傾向が認められた．

副作用はなかった.

文献 3）急性期から慢性期の意識障害に対する補中益気湯の意識改善作用の7例の著効例報告. 全例で補中益気湯開始後に著明な意識改善を認め, 特に投与1週間以内で効果を認める症例が多かった（71〜86％）.

文献 4）「気虚」を伴うアトピー性皮膚炎患者に対する補中益気湯の効果を検討した二重盲検プラセボ対照無作為化試験. 補中益気湯群では「紅斑・急性期の丘疹」「湿潤・痂皮」「慢性期の丘疹・結節・苔癬化」「皮疹の面積」の各要素別の皮疹重症度スコアにおいていずれも有意な改善(p＜0.01)を示したが, プラセボ群では「紅斑・急性期の丘疹」のみ有意に改善した. また, 補中益気湯群においては, 皮疹改善率は, 試験開始時の皮疹性状3要素における「湿潤・痂皮」の比率と負の相関を,「慢性期の丘疹・結節・苔癬化」の比率とは正の相関を示した. 一方, プラセボ群においては何の相関性も認めなかった. 補中益気湯は, アトピー性皮膚炎患者の皮疹症状として「湿潤・痂皮」の比率が低く,「慢性期の丘疹・結節・苔癬化」の比率が高い患者に適応があることが示唆された.

文献 5）補中益気湯(TJ-41)の術前投与による膵頭十二指腸切除術(PD)術後の生体反応や合併症に及ぼす影響についての検討. PD術後の合併症について, 投与群は2例, 非投与群は12例で, 投与群で有意に術後合併症を減少させた. Prognostic nutritional index≦45, surgical apgar score≦5に該当する10例を抽出したところ, 非投与群の6例では, 全例で術後合併症を認め, 投与群では全例合併症は認めなかった.

基礎研究

文献 6）インフルエンザに対する補中益気湯(HKT)の機序解明. 感染前のHKTでの治療は, 感染初期のインフルエンザA型ウイルス(IAV)感染細胞で自食作用を誘導し, 最終的にIAV誘導性の自食作用を抑制する傾向があった. さらに, RFP-GFP-LC3Bで形質

導入された Pre-HKT 細胞では，正常な自己貪食体-リソソーム融合を示すいくつかのオートリソソームが観察されたが，未処理のIAV 感染細胞では観察されなかった．オートファゴソームとリソソームとの融合の IAV 媒介阻害が，感染前の HKT 処置によって妨げられることを示し，IAV に対する HKT の予防効果を示唆した．

文献 7）補中益気湯による前治療が，食欲不振の予防を通じて CCl4 誘発肝を改善するか検討した研究．CCl4 注射の 24 時間前に，補中益気湯または生理食塩水を腹腔内投与し，その 24 時間後，マウスに 1.6 g/kg CCl4 またはオリーブオイルを腹腔内投与し，その 24 時間後に，各グループのマウスから採血して解析した．CCl4 投与マウスは重度の食欲不振を示し，血漿 ALP，AST 値，脂質過酸化および肝臓 Ca 値が増加した．補中益気湯前投与により，肝機能異常，CCl4 誘発性食欲不振が改善し，脂質過酸化と肝臓 Ca 値が低下した．補中益気湯＋CCl4 投与群の肝メタロチオネインレベルは，補中益気湯投与群のレベルと比較して 50％以上減少した．以上より補中益気湯は，メタロチオネインの誘導によってCCl4 誘発性肝障害を軽減し，CCl4 投与により誘発されたラジカルを除去したと示唆された．

文献 8）補中益気湯の多嚢胞性卵巣症候群（PCO）に対する臨床効果を評価することを目的とした比較試験．雌のスプラーグドーリーラットを対照群と副腎皮質刺激ホルモン（ACTH）または低温への曝露によるストレス誘発治療群に分けられた．ストレス誘導後，ラットに補中益気湯を経口投与し，ステロイドホルモン受容体（卵巣）のアップレギュレーション，生殖ホルモン（血液中）およびそれに続発する Hsp 90 発現の上昇を伴う異常な卵胞発達（卵巣で）を観察した．補中益気湯による治療によって，免疫機能が増強し，ストレス誘発性の Hsp 90 の活性が減少し，ステロイドホルモン受容体と生殖ホルモンを正常化した．この研究でストレス後の治療で補中益気湯投与によってストレスを受けたラットの卵巣の生殖機能と免疫機能が改善したことを示唆した．

文献 9）鼻腔感染マウスモデルを使用して，MRSA コロニー形成に対する

補中益気湯エキス（HET）の有効性を評価した研究．HET投与したマウスの鼻液中のコロニー形成ユニット（CFU）は，HET未投与マウスのそれよりも有意に減少していた．黄耆，柴胡，生姜および升麻を補中益気処方から除去したところ，生薬除去した補中益気湯の効果は，元の補中益気湯の効果よりも有意に減弱した．HETで処理されたマウス脾細胞への3H-チミジンの取り込みは，未処理マウスからのものより有意に高かった．補中益気湯はマウスモデルにおける鼻腔内MRSAのコロニー形成の治療に効果的である．

文　献

1）玉野雅裕ほか：漢方と最新治療，26(1)：53-58，2017.
2）福村直毅ほか：Jpn J Rehabil Med, 54(4)：303-314, 2017.
3）花　大洵ほか：脳神経外科と漢方，2：47-52，2016.
4）小林裕美ほか：西日本皮膚科，74(6)：642-647，2012.
5）Enomoto Y, et al：PLoS One, 9(8)：e104411, 2014.
6）宇治祥隆ほか：臨牀と研究，91(10)：1357-1360，2014.
7）Takanashi K, et al：Pharmacology, 99(3-4)：99-105, 2017.
8）Yoshioka H, et al：Environ Health Prev Med, 21(6)：579-584, 2016.
9）Park E, et al：Molecules, 22(6)：E978, 2017.

043 六君子湯
りっくんしとう

メーカー	剤形	効能・効果	
小太郎	細粒	胃腸の弱いもので，食欲がなく，みぞおちがつかえ，疲れやすく，貧血性で手足が冷えやすいものの次の諸症： 胃炎，胃アトニー，胃下垂，消化不良，食欲不振，胃痛，嘔吐	
ツムラ	顆粒	胃腸の弱いもので，食欲がなく，みぞおちがつかえ，疲れやすく，貧血性で手足が冷えやすいものの次の諸症： 胃炎，胃アトニー，胃下垂，消化不良，食欲不振，胃痛，嘔吐	
クラシエ	細粒	胃腸の弱いもので，食欲がなく，みぞおちがつかえ，疲れやすく，貧血性で手足が冷えやすいものの次の諸症： 胃炎，胃アトニー，胃下垂，消化不良，食欲不振，胃痛，嘔吐	

傷病名 基本名称	胃炎，胃下垂，消化不良症，食欲不振，胃痛，貧血，冷え症，胃神経症，つわり， 胃潰瘍，心因性胃アトニー，嘔吐症，胃拡張，カタル性胃腸炎

原　典

『世医得効方』：「四君子湯，脾胃不調にして飲食を思わざるを治す」
「一方，橘紅を加えて異功散と名づく．又方，陳皮・半夏を加えて六君子湯と名づく．…」

基本コンセプト

　四君子湯と二陳湯の合方．脾胃を補うとともに，心下の飲を去り，気の昇降が順調になるようにする処方．

臨床研究

文献　1）プロトンポンプインヒビター(PPI)不応性非抵抗性非びらん性逆流症(NERD)患者の食道運動性の特徴を明らかにするため，マルチチャネル管腔内インピーダンスと食道圧測定(MII-EM)を併用した食道機能を評価し，消化管運動促進剤である六君子湯(RKT)

構成生薬(g)									生薬1日分(g)	エキス含有量(g)	1日服用量	単位薬価(円)	1日薬価(円)
人参	白朮	茯苓	半夏	陳皮	大棗	甘草	生姜	蒼朮					
4	4	4	4	2	2	1	0.5		21.50	5.50	9.0 g	11.60	104.40
4		4	4	2	2	1	0.5	4	21.50	4.00	7.5 g	20.00	150.00
4	4	4	4	2	2	1	0.5		21.50	4.10	6.0 g	20.60	123.60

の有効性を評価した研究. RKTは, これらの患者における蠕動収縮(p<0.05), 完全ボーラス輸送(p<0.01)および下部食道括約筋の残圧(p<0.05)を有意に改善し, 胃腸症状評価尺度における酸逆流症候群(p<0.05), 腹痛(p<0.05)および消化不良症候群(p<0.01)の全体スコアは有意に改善した.

文献 2) 六君子湯の化学療法誘発嘔気と嘔吐(CINV)と食欲不振に対する効果の検討研究. シスプラチン($50\,mg/m^2$日1)およびパクリタキセル($135\,mg/m^2$日0)を投与された子宮頸部または胃癌患者を, 0~13日目に六君子湯を投与される群と非投与群に無作為に割り付けた. 全期間における完全制御(CC:嘔吐なし, レスキュー投薬なし, 有意な悪心なし)の割合は六君子湯群で対照群よりも高かった(57.9%対35.3%, p=0.175). CR(嘔吐なし, レスキューなし)の割合は六君子湯群で有意に高かった. 六君子湯は, CINVと食欲不振の予防に効果があった.

文献 3) 8週間の六君子湯投与を受けた機能性ディスペプシア(FD)患者のうち, レスポンダーとノンレスポンダーの臨床的特徴の差を評価した研究. 候補となる予測因子には, 年齢, 性別, 喫煙, アル

コール摂取，体格指数，合併症，H. pylori 感染，アシルグレリンおよびデスアシルグレリンの血漿濃度，消化不良症状の重症度，FD サブグループ，先行投薬および医療施設（診療所または病院）とし，レスポンダーに関連すると示された因子を用いて Cox 回帰分析を用いてハザード比（HR）を算出した．レスポンダーとノンレスポンダーはそれぞれ 83 人と 42 人であり，アルコールの非摂取および低血漿デスアシルグレリンレベルは，六君子湯の有効性に関係があり，特に H. pylori 感染者におけるアルコールの非摂取は，六君子湯の有効性と関連していた．一方，低血漿デスアシルグレリンは，特に H. pylori 陰性の患者間での六君子湯の有効性と関連していた．

文献 4） PPI 不応性非びらん性逆流性疾患（NERD）患者のプロトンポンプ阻害剤（PPI）と組み合わせた六君子湯（RKT）の有効性を調査した研究．PPI 不応性 NERD（n＝242）の患者を，RKT 群［ラベプラゾール（10 mg/日）＋RKT（7.5 g/t.i.d.）］またはプラセボ群（ラベプラゾール＋プラセボ）にランダムに割り当てた．4 週および 8 週の治療後，胃食道逆流症候群（FSSG），胃腸症状評価尺度（GSRS），および短形健康調査の頻度尺度を用いて症状および QOL を評価した．群間で FSSG および GSRS スコアの改善に有意差はなかったが，SF-8 の精神成分サマリー（MCS）スコアは，4 週間の治療後にプラセボ群よりも RKT 群でより改善した．RKT を用いた 8 週間の治療は，低体重指数（＜22）の患者における MCS スコアの改善に対してより効果的であり（p＜0.05），女性および高齢者における FSSG の酸関連運動障害症状を有意に改善した．結論として，GERD 症状の改善に有意差はなかったが，六君子湯は，肥満患者における精神的 QOL および特に女性，高齢者における酸関連消化不良症状の改善には有用であった．

文献 5） 重病患者の胃内経腸栄養および血漿グレリン濃度に及ぼす六君子湯の効果を調べた研究．7 日間以上胃内管栄養を必要とすると予測される重篤な患者を 2 つの治療群に割り当て，六君子湯（2.5 g）またはメトクロプラミド（10 mg）のいずれかを 8 時間ごとに投与した．経腸栄養および胃排出量は，2 つの群の間で統計的に有

意差はなかった．六君子湯群では，メトクロプラミド群よりも有意に早期に目標腸内供給量の 50％ に達したが，経腸栄養が成功した患者の割合は 2 群間で有意差はなかった．六君子湯群は，メトクロプラミド群と比較して活性グレリンの血漿レベルが有意に高かった．六君子湯の投与は，活性グレリンの血漿レベルを上昇させ，重度の患者においてメトクロプラミドで処置した後に観察されたものよりも優れた運動促進効果を誘発した．

文献 6) 標準的なプロトンポンプ阻害剤(PPI)治療後の PPI 耐性胃食道逆流症(GERD)患者を対象に行われた無作為化多施設共同試験．ラブラプラゾール(RPZ)を用いて 4 週間 GERD 症状を治療した患者(n = 104)を，六君子湯と RPZ の併用療法群と，RPZ を 2 倍量処方する群にランダムに割り付けた．主要評価項目は改善率であり，治療前後の GERD(FSSG)の症状の頻度尺度に基づいて算出した．逆流性食道炎(RE)/非びらん性 GERD(NERD)，年齢，性別および体格指数(BMI)などの背景因子に関してサブグループ分析を行った．RPZ と併用した六君子湯による 4 週間の治療は，RPZ の 2 倍投与と同様に FSZG スコアを有意に低下させた．治療改善率に関しては，両方の群においても有意な効果があった．六君子湯グループの男性 NERD 患者の改善率は，他のグループの患者の改善率よりも有意に高かった($p < 0.05$)．六君子湯群では，BMI が低い NERD 患者のほうが BMI が高い患者よりも効果的であった($p < 0.05$)．

基礎研究

文献 7) 絶食ラットおよび摂食ラットに六君子湯を投与した後の胃の蠕動運動と六君子湯に含まれているアトラクチロジンの薬物動態学的プロファイルを行った検討．グレリン注入後の胃幽門洞のフェーズ III 様の収縮を，ひずみゲージ力変換器を用いて測定した．絶食または摂食のラットに六君子湯を投与した．グレリンを 30 分後に注射し，胃の運動性を評価した．さらに，六君子湯投与後，絶食ラットおよび摂食ラットの血漿および脳におけるアトラ

クチロディンの薬物動態学的プロファイルを評価した．六君子湯投与は，絶食条件下でのグレリン誘導性のフェーズⅢ様の収縮を増強した．この効果は，摂食ラットでは減弱した．アトラクチロディンは，ラットにおける六君子湯投与後の血漿および脳において薬物動態学的に検出された．摂食ラットでは，血漿アトラクチロディンの最大濃度の低下および最大濃度に達するまでの遅延時間を示した．

文献 8） 癌悪液質（CC）の患者は体重減少，食物摂取量の減少が特徴的であり，胃癌の患者は癌悪液質になりやすいことから，以前筆者らはヒト胃癌由来の5As2細胞によって誘導されたCCラットモデルを確立した．CCの患者はグレリン耐性があることが示唆され，グレリンがある状態でも食欲不振がみられる．本研究では，食欲不振を伴うCCラットにおけるグレリン耐性の発生を明らかにすることを目的に，六君子湯を用いた実験を行った．CCラットは，グレリンの腹腔内注射に対して不十分な応答を示した．CCラットでは，血漿グレリン値が上昇し，視床下部食欲不振ペプチドmRNAレベルは減少したが，視床下部成長ホルモン分泌促進物質（GHS-R）mRNAは影響を受けなかった．*In vitro* の検討では，六君子湯はグレリン誘導GHS-R活性化を直接増強した．六君子湯は7日間経口投与され，CCラットの血漿グレリン濃度の上衝に影響を与えずに，グレリンに対する反応を部分的に緩和した．六君子湯がCCラットモデルにおいて食欲不振を緩和するメカニズムは，グレリンシグナル伝達の増強によるグレリン耐性の緩和が関係していることを示唆している．

文献 9） 六君子湯（RKT）はげっ歯類やヒトにおいてグレリンの分泌を増加させるため，RKTは，脊髄中のリン酸化NFκB（pNFκB）を阻害することによってパクリタキセル誘発末梢神経障害を弱める可能性がある．パクリタキセルは，脊髄のpNFκBのタンパク質レベルを増加させたが，脊髄NFκBのタンパク質レベルは増加させなかった．NFκB阻害剤は，パクリタキセル誘発性の機械的痛覚過敏を軽減し，NFκBの活性化がパクリタキセル誘発痛覚過敏を媒介することを示唆している．RKTは用量依存的にパクリタキ

セル誘発性の機械的痛覚過敏を軽減した．グレリン受容体アンタ
ゴニストは，パクリタキセル誘発性の機械的痛覚過敏の RKT 誘
導性の減弱を逆転させた．RKT は，脊髄 pNFκB のタンパク質レ
ベルのパクリタキセル誘発増加を阻害した．RKT が，脊髄 NFκ
B の活性化を抑制することによって，パクリタキセル誘発神経因
性疼痛において抗痛覚過敏効果を発揮することを示している．

文献 10) 六君子湯（LJZT）のシスプラチン誘導性の神経毒に対する潜在的
なメカニズムを調べた研究．LJZT がシスプラチンによって誘発
されるマウスの熱痛覚過敏およびヒト神経芽細胞腫 SH-SY5Y 細
胞のアポトーシスを減弱させることを観察した．さらに，LJZT
はシスプラチン誘導細胞質ゾルおよびミトコンドリアフリーラ
ジカル形成を減弱させ，ミトコンドリア膜電位のシスプラチン誘
発性低下を逆転させ，ミトコンドリアアポトーシス促進因子の放
出を増加させた．まとめると，LJZT は，抗酸化効果およびミト
コンドリア機能調節を介して，シスプラチン誘発神経毒性の予防
を媒介する．

文献 11) ラパマイシンで誘発されたテリパラチド誘発吐き気に対する六
君子湯（RKT）の治療効果およびこれらの作用におけるグレリン
の関与を調べた研究．卵巣摘出ラットに RKT（1％）含有，もしく
は通常の餌を 2 週間与え，その後，テリパラチド（400 μg/kg）の皮
下注射を行った．テリパラチドは通常の餌を与えたラットの腸の
運動性および血漿グレリンレベルを抑制しながら，ラットの悪心
を評価する異食症の発生を有意に増加させた．しかし，RKT を与
えたラットは，すべてのテリパラチド誘発性有害反応の改善を示
した．これらの知見は，グレリンシグナル伝達の増強が RKT の
治療効果に関与し，RKT が，テリパラチド誘発吐き気の潜在的に
有用な治療であることを示唆している．

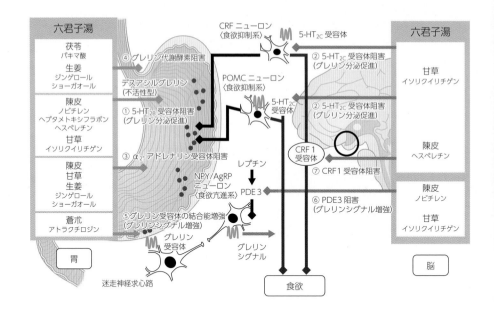

▼六君子湯の食欲改善作用

六君子湯の作用	機序
グレリン分泌促進	①5-HT$_{2B}$ 受容体阻害 ②5-HT$_{2C}$ 受容体阻害 ③α_2-アドレナリン受容体阻害
グレリン代謝酵素阻害	④カルボキシルエステラーゼ／ 　ブチリルコリンエステラーゼ阻害
グレリンシグナル増強	⑤グレリン受容体の結合能増強 ⑥ホスホジエステラーゼ3（PDE3）阻害
ストレス誘発性 食欲不振軽減	⑦CRF1 受容体阻害

文　献
1）Odaka T, et al：Curr Ther Res Clin Exp, 84：37-41, 2017.
2）Ohnishi S, et al：J Gynecol Oncol, 28(5)：e44, 2017.
3）Togawa K, et al：J Gastroenterol Hepatol, 31(2)：334-341, 2016.
4）Tominaga K, et al：J Gastroenterol, 49(10)：1392-1405, 2014.
5）Hayakawa M, et al：J Intensive Care, 2(1)：53, 2014.
6）Tominaga K, et al：J Gastroenterol, 47(3)：284-292, 2012.
7）Nahata M, et al：Neurogastroenterol Motil, 30(2), 2018.
8）Terawaki K, et al：PLoS One, 12(3)：e0173113, 2017.
9）Kamei J, et al：PLoS One, 12(2)：e0171819, 2017.
10）Chiou CT, et al：Int J Mol Sci, 19(4), 2018. pii：E1258,
11）Yamamoto K, et al：J Pharmacol Sci, 137(2)：137-145, 2018.

048 十全大補湯
じゅうぜんたいほとう

メーカー	剤形	効能・効果	
小太郎	細粒	皮膚および粘膜が蒼白で，つやがなく，やせて貧血し，食欲不振や衰弱が甚だしいもの．消耗性疾患，あるいは手術による衰弱，産後衰弱，全身衰弱時の次の諸症 低血圧症，貧血症，神経衰弱，疲労倦怠，胃腸虚弱，胃下垂．	
ツムラ	顆粒	病後の体力低下，疲労・倦怠感，食欲不振，寝汗，手足の冷え，貧血	
クラシエ	細粒	病後の体力低下，疲労・倦怠感，食欲不振，寝汗，手足の冷え，貧血	

傷病名 基本名称	食欲不振，寝汗，貧血，衰弱，低血圧症，神経衰弱，胃下垂，やせ，白血病，痔瘻，出血，倦怠感，冷え症，妊娠性の衰弱および疲労，疲労感，栄養失調，肋骨カリエスなど，肛門脱

原 典

『太平恵民和剤局方』：「男子婦人の諸虚不足，五労七傷，飲食進まず，久しく虚損を病み，時に潮熱を発し，気骨脊を攻めて，拘急疼痛し，夜夢に遺精し，面色痿黄，脚膝力無く，壱切の病後に気旧の如からず，憂愁して思慮し，気血を傷動し，喘嗽中満し，脾腎の気弱く，五心煩悶するを治す．並びに皆之を治す．此の薬，性温にして熱ならず，平補にして効有り．気を養ひ，神を育て，脾を醒して，渇を止め，正を順し，邪を避け，脾胃を温暖す．其の効具に述ぶべからず」

「諸虚百損，栄衛和せず，形体羸痩し，面色痿黄，脚膝酸疼，頭眩めき耳重く，口苦く舌乾き，骨熱内煩し，心忪多汗，飲食進退し，寒熱往来，喘嗽し吐衂し，遺精して失血し，婦人の崩漏，経候調わず，凡そ病後旧に復せず，及び憂慮して血気を傷動するを治す．此の薬，平補にして効有り．最も宜しく之を服すべし」

	構成生薬(g)										生薬 1日分 (g)	エキス 含有量 (g)	1日 服用量	単位 薬価 (円)	1日 薬価 (円)
	人参	黄耆	白朮	茯苓	当帰	芍薬	地黄	川芎	桂皮	甘草	蒼朮					
	2.5	2.5	3.5	3.5	3.5	3	3.5	3	3	1		29.00	8.50	15.0 g	7.30	109.50
	3	3		3	3	3	3	3	3	1.5	3	28.50	5.00	7.5 g	20.20	151.50
	3	3	3	3	3	3	3	3	3	1.5		28.50	6.20	7.5 g	15.80	118.50

基本コンセプト

　気血(陰)両虚の代表的補剤. 気, 時に脾気を補う四君子湯と, 血虚を補う四物湯に桂皮と黄耆を加味したもの.

臨床研究

文献　1) 倦怠感を訴える患者に十全大補湯を投与した場合の, NK細胞機能への影響について検討した前向き研究. 十全大補湯は, NK細胞の細胞傷害活性を高めること, 十全大補湯の服用は, 活性を高めることのみに働くのではなく, NK細胞の抑制の働きも高めることで, 過度な活性化を防ぎ, バランスの取れた状態にすること, NK細胞を成熟させたり, アポトーシス感受性を低下させることが示唆された.

文献　2) 十全大補湯投与がインフルエンザワクチン接種後の抗体力価に与える影響を検討した多施設ランダム比較試験. 十全大補湯群のワクチン接種後8週目にH3N2に対するHI力価の有意な増加がみられ, HI力価は4～24週目に有意に増加した.

文献 3) 慢性期褥瘡患者に対する十全大補湯の効果を検討したランダム化比較試験(封筒法). 有意差はないものの十全大補湯の内服により褥瘡の治癒率, プレアルブミン値, 予後栄養判定指数は, 非内服者に比べて良好に経過している可能性が示唆された.

文献 4) 乳児の反復性中耳炎を十全大補湯(JTT)投与群と非投与群に割り付け, 急性中耳炎(AOM)の平均数, 鼻かぜの回数および月あたりの総抗生物質投与の持続時間を3か月の介入の間に比較した. 少なくとも1回の急性中耳炎がJTT投与群の71%および対照参加者の92%においてフォローアップ中に診断された. JTTの投与は, 従来の治療のみを受けた子どもと比較してAOM発症の頻度を57%減少させ, また鼻かぜの発症数を有意に減少させ, 再発性のAOMへの十全大補湯の有効性を示した.

文献 5) 十全大補湯の併用による胃癌術後患者の生存期間ランダム化比較試験(封筒法). 胃癌術後患者94名を, Arm 1:併用群5-FU錠200 mg/日に十全大補湯7.5 g/日を加え, 2年間継続した群, 43名. Arm 2:非併用群, 術後2週後から5-FU錠200 mg/日を開始し2年間継続した群51人にランダムに割り付けた. 5年生存率は非併用群74.3%, 併用群73.5%と両群間に有意差を認めなかった. 臨床病期別に評価すると, stageⅠおよびstageⅡの患者の2年および5年生存率は非併用群(n＝42)が92%と90%, 併用群(n＝35)が91%と83%で有意差を認めなかった. Stage Ⅲおよびstage Ⅳの患者では, 非併用群(n＝9)が22%と0%, 併用群(n＝8)が87%と25%で, 生存期間中央値はそれぞれ14.2か月, 35.1か月となり, 十全大補湯群に生存期間の有意な延長が認められた. 結論として, 胃癌術後の5-FU経口剤投与時, stage Ⅲおよびstage Ⅳの症例に対しては, 十全大補湯の併用が有効である.

文献 6) 十全大補湯(TJ-48)の免疫増強効果を, Tregおよび他の免疫学的パラメーターを用いて調査した研究. 進行膵臓癌患者(n＝30, TNM分類によるステージⅦAおよびB)に抗癌療法の前にTJ-48を14日間投与した. 末梢Foxp3(＋)Treg群, CD4/CD8比およびCD57(＋)細胞(NK細胞)を調べた. Treg群は健康なドナーと比較して有意に増加した(Mann–Whitney U検定, p＜0.001). TJ-48の

投与は，Treg 群を有意に減少させ，CD4/CD8 比が増加した（Mann-Whitney U 検定，p＜0.01）．CD57（＋）細胞群に有意差はなかった．TJ-48 は進行した膵臓癌患者における Foxp3（＋）Treg 群の減少を介して，T 細胞における調節活性を増加させた．この効果は，様々な併用療法の免疫調整につながる可能性を示している．

基礎研究

文献 7）メラノーマ転移のマウスモデルにおける抗 PD-1 抗体との併用療法におけるナチュラルキラー（NK）細胞活性および転移に対する十全大補湯（JTT）の効果を調べた研究．C57BL/6 雄マウスに B16 メラノーマ細胞（B16 細胞）を静脈内注射し，3％JTT を含む固形飼料を与えた．続いて *in vivo* 実験において，肺における血清サイトカインレベルおよび腫瘍コロニー形成を評価した．JTT は B16 細胞の転移を有意に抑制し，血清中のインターロイキン（IL）12 およびインターフェロン（IFN）γ レベルを有意に増加させ，NK 細胞活性を誘導した．JTT が NK 細胞活性を誘導することによって B16 細胞転移を阻害することを示唆された．さらに，JTT および抗 PD-1 抗体との併用療法は，B16 メラノーマの治療応答率を増加させた．

文献 8）十全大補湯（JTX）による前処置が，食欲不振を予防することにより四塩化炭素（CCl4）誘発肝毒性に改善効果を有するかどうかを調べた．JTX 前処置は，肝障害マーカーの CCl4 誘発血漿レベルを減少させた．Ca^{2+} の増加は，肝細胞死の最終進行の既知の指標であり，CCl4 誘導肝毒性は主に酸化ストレスによって引き起こされる．本研究では，CCl4 誘発脂質過酸化および肝 Ca^{2+} 含量が JTX 前処置で減少することが示された．JTX が CCl4 誘発性食欲不振症および酸化的ストレスの調節を保護する可能性があることを示唆している．

文献 9）歯周骨吸収と拘束ストレスの予防・治療薬としての十全大補湯（JTX）の有効性を評価した研究．JTX およびラット実験的歯周炎モデルの抗菌活性を試験するためにポルフィロモナス・ジンジバ

リス ATCC33277 を使用した．ポルフィロモナス・ジンジバリス感染に対する JTX の効果を評価するために，実験群間の歯槽骨損失の差を決定した．副腎皮質刺激ホルモンの濃度をストレスマーカーとして測定し，胸腺および脾臓の萎縮を評価した．結果として，JTX は，ポルフィロモナス・ジンジバリス ATCC 33277 に対して抗菌活性を有していた．0.1 μg/ml の濃度のマウス骨髄細胞の JTX 処理は，破骨細胞形成を有意に阻害した．ポルフィロモナス・ジンジバリス感染および拘束ストレスを有するラットへの JTX の投与は，非投与と比較して，歯槽骨損失を有意に減少させた．拘束群では，ストレスマーカーが上昇し，胸腺および脾臓は萎縮した．JTX 投与群では，体重減少の抑制だけでなく，コルチコステロン値およびコルチゾール値の正常化も示された．JTX は拘束ストレスおよび破骨細胞形成を効果的に阻害した．JTX の作用は，ストレスを抑制することによって歯周組織の破壊を阻害すると考えられた．

文献 10）腫瘍ワクチンとともに投与された場合の経口補剤としての十全大補湯（JTT）の有効性を検討した研究．その結果，JTT は OVA 抗原の貪食能および in vitro での樹状細胞における OVA 抗原の提示能を増強した．さらに，腫瘍モデル抗原で発現しているマウスリンパ腫を接種したマウスでは，腫瘍の増殖が著しく低下し，生存期間が有意に延長した．結論として，これらの知見は，JTT が腫瘍ワクチンを免疫補剤として使用できることを示唆している．

文献 11）酸素誘発性虚血性網膜症（OIR）マウスにおける網膜血管新生に対する十全大補湯の作用および有効性のメカニズムを検討した研究．出生後 7 日目（P7）の新生児マウスを 75％酸素濃度に 5 日間曝し（P7〜12），P12〜17 まで室内空気に戻して網膜血管新生を誘導した．PDGF-BB/PDGFRβ 相互作用に対する十全大補湯の阻害活性を in vitro で評価した．OIR マウスの網膜血管新生は十全大補湯によって有意に減少した．十全大補湯は，PDGF-BB タンパク質および VEGF mRNA の発現レベルを低下させ，用量依存的に PDGF-BB/PDGFRβ 相互作用を阻害した．十全大補湯は，PDGF-BB の血管新生促進効果を阻害することによる網膜新生血

管形成の強力な阻害剤であることが示唆された.

文献 12) 高脂肪(HF)食餌を与えた db/db マウスの非アルコール性脂肪性肝炎(NASH)に対する 4 種類の漢方薬(小柴胡湯(TJ-9),茵蔯蒿湯(TJ-135),十全大補湯(TJ-48)および桂枝茯苓丸(TJ-25))の効果の検討.db/db マウスを 6 つの群に分けた:対照飼料(対照);HF 食(HF);HF＋supplement 食(TJ-9,TJ-135,TJ-48,または TJ-25).6 週間の治療後にマウスを殺し,生化学的および病理学的分析を行った.TJ-9 群,TJ-135 群および TJ-48 群の血清アラニンアミノトランスフェラーゼ濃度は,HF 群と比較して有意に改善された.肝臓組織学に関して,TJ-9 および TJ-48 は小葉の炎症を有意に改善し,TJ-135 はバルーン形成の変性を有意に改善した.TJ-9,TJ-135 および TJ-48 は,このモデルにおいて壊死炎症活性を阻害することを示した.

文　献

1) Ogawa K, et al：Advance in Integrative Medicine, In press.
2) Saiki I, et al：Evid Based Complement Alternat Med, 568074, 2013.
3) 永井弥生ほか：漢方と最新治療,18：143-149,2009.
4) Ito M, et al：Auris Nasus Larynx, 44(4)：390-397, 2017.
5) 山田卓也：Progress in Medicine, 24：2746-2747, 2004.
6) Ikemoto T, et al：Int J Clin Oncol, 19(1)：81-86, 2014.
7) Ishikawa S, et al：Evid Based Complement Alternat Med, 6054706, 2017.
8) Yoshioka H, et al：Biol Pharm Bull, 39(9)：1564-1567, 2016.
9) Takeda O, et al：Arch Oral Biol, 59(11)：1130-1138, 2014.
10) Takeno N, et al：Int J Oncol, 47(6)：2115-2122, 2015.
11) Lee YM, et al：Tohoku J Exp Med, 234(3)：229-236, 2014.
12) Takahashi Y, et al：Pathol Int, 64(10)：490-498, 2014.

061 桃核承気湯
とうかくじょうきとう

メーカー	剤形	効能・効果	
小太郎	細粒	頭痛またはのぼせる傾向があり，左下腹部に圧痛や宿便を認め，下肢や腰が冷えて尿量減少するもの 常習便秘，高血圧，動脈硬化，腰痛，痔核，月経不順による諸種の障害，更年期障害，にきび，しみ，湿疹，こしけ，坐骨神経痛	
ツムラ	顆粒	比較的体力があり，のぼせて便秘しがちなものの次の諸症： 月経不順，月経困難症，月経時や産後の精神不安，腰痛，便秘，高血圧の随伴症状（頭痛，めまい，肩こり）	
クラシエ	細粒	比較的体力があり，のぼせて便秘しがちなものの次の諸症： 月経不順，月経困難症，月経時や産後の精神不安，腰痛，便秘，高血圧の随伴症状（頭痛，めまい，肩こり）	
	錠剤		

傷病名 基本名称	月経不順，頭痛，めまい，肩こり，湿疹，坐骨神経痛，月経困難症，便秘症，腰痛症，高血圧症，腹部圧痛，冷え症，乏尿，習慣性便秘，動脈硬化症，更年期症候群，尋常性ざ瘡，肝斑，扁平母斑，炎症後色素沈着，帯下

原　典

『傷寒論』：「太陽病解せず，熱，膀胱に結すれば其の人狂の如し．血自ずから下り，下る者は愈ゆ．其の外，解せざる者，尚未だ攻むべからず．当に先ず其の外を解ゆべし．外解し已みて但少腹急結する者，乃ち之を攻むべし．桃核承気湯に宜し」

基本コンセプト

　芒硝と桃仁によって，熱によって変質して流れにくくなった瘀血を流れやすくし，桂皮によって血を推進し，大黄によって血の還流を図る（5章-42. 血を巡らす生薬，図2（p.53）参照）．

臨床研究

文献　1）左下腹部圧痛と便秘の症状がある女性10例の，桃核承気湯投与

構成生薬(g)							生薬1日分(g)	エキス含有量(g)	1日服用量	単位薬価(円)	1日薬価(円)
桃仁	桂皮	大黄	甘草	乾硫Na	無硫Na	無水芒硝					
5	4	3	1.5		0.9		14.40	3.00	6.0 g	8.60	51.60
5	4	3	1.5			0.9	14.40	3.00	7.5 g	9.10	68.25
5	4	3	1.5	1			14.50	2.50	6.0 g	9.30	55.80
5	4	3	1.5	1			14.50	2.20	18 錠	3.20	57.60

による症例検討. 主訴は便秘 3 例, 全身倦怠感 3 例, 月経困難症 1 例, 月経前症候群 1 例, めまい 1 例, 頭痛 1 例とばらばらで, その他の合併する愁訴としては情緒不安定, 動悸, 耳鳴り, 肩こり, 不眠であった. 投与後, 情緒不安定, 動悸, 耳鳴り, 肩こり, 不眠などの不定愁訴はすべて改善した.

基礎研究

文献 2) 更年期のホットフラッシュに対する桃核承気湯の効果をラットモデルを用いて検討した研究. 桃核承気湯は血中エストラジオール濃度の低下や卵巣摘出術による子宮重量の減少には影響しなかった. 桃核承気湯抽出物はヒト ER α に結合しにくく, ヒト ER β に結合しなかった. これらの結果は, 桃核承気湯が, エストロゲン補充療法が禁忌である患者および更年期女性のほてりの治療に有用であり得ることを示唆している.

文献 3) 桃核承気湯の成分と, それらの神経保護効果について検討した研

究. 試験化合物のいくつかが抗アポトーシス活性および抗酸化活性に基づいてベータアミロイド毒性からニューロンを保護することを示唆している.

文献 4) 芒硝が処方に及ぼす影響を検討した研究. 漢方処方の桃核承気湯の調製法を用いたプロリルエンドペプチダーゼ阻害活性の変化および成分の変化(Persia and Rhubarb)をクロマトグラフィー質量分析(LC-MS)法によって分析した. 芒硝は沸騰状態で加水分解によって構成成分の質的および量的変化を引き起こし, その活性が変化した.『傷寒論』において煎じ薬の後の段階で芒硝を加えなければならない根拠と考えられた.

文献 5) プロリルエンドペプチダーゼ(PEP, EC3.4.21.26)は, 学習および記憶過程に関与することが示唆されているプロリン含有神経ペプチドの代謝において役割を果たす酵素である. 14の伝統的な漢方処方からのPEP阻害剤のスクリーニングにおいて, この論文では, 桃核承気湯が有意な阻害活性を示すことを見出した.

文献 6) 無処置NOD(非肥満−糖尿病マウス)を用いて, 糖尿病に対する桃核承気湯の効果を検討した研究. NOD群ではICR系の正常対照群に比し高血糖および糖尿が認められたが, 桃核承気湯投与後の血糖値に有意差はみられなかった. ICR群に比しNOD群では肝および血液内総コレステロール, トリグリセリド, リン脂質および脂質過酸化物値が上昇していたが, これらの上昇は本剤投与により有意に改善した. NOD群では血液および肝内還元グルタチオン含量が減少していたが, 腎では増加していた. 本剤投与によりこれらの値はほとんど正常値に改善された. グルタチオン代謝関係酵素活性はNOD群の肝および血液で減少していたが, 桃核承気湯投与によりICR群の正常対照値に上昇した.

文献 7) 老齢雌マウス(24週齢)に桃核承気湯を24週間にわたって経口投与し検討した研究. 血漿中の総コレステロール, トリグリセリド, *β*-リポプロテインおよびリポペルオキシドはコントロール群に比べて投与群では減少した. 肝臓のグルタチオンレベルは投与群において著しく増加していた. 桃核承気湯は *in vivo* においてグルタチオン代謝を介してスーパーオキシドのスカベンジャー

としての役割を担い，脂質代謝を改善する可能性が示唆された．

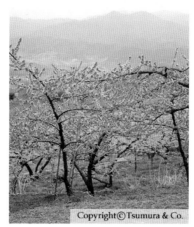

▲桃の花

文　献

1) 福田武史ほか：産婦人科漢方研究のあゆみ，28：84-88，2011.
2) Noguchi M, et al：J Ethnopharmacol, 126(1)：96-101, 2009.
3) Mook-Jung I, et al：Biol Pharm Bull, 25(8)：1101-1104, 2002.
4) Fan W, et al：Chem Pharm Bull, 49(5)：595-600, 2001.
5) Fan W：Chem Pharm Bull, 48(7)：1055-1061, 2000.
6) Kunimatsu E, et al：The Nihon University Journal of Medicine, 40(3)：159-168, 1998.
7) Okada K, et al：The Nihon University Journal of Medicine, 38(3)：149-156, 1996.

083 抑肝散加陳皮半夏
よくかんさんかちんぴはんげ

メーカー	剤形	効能・効果
小太郎	細粒	神経症，更年期神経症，不眠症，高血圧または動脈硬化による神経症状，小児夜啼症
ツムラ	顆粒	虚弱な体質で神経が高ぶるものの次の諸症： 神経症，不眠症，小児夜啼症，小児疳症
クラシエ	細粒	虚弱な体質で神経が高ぶるものの次の諸症： 神経症，不眠症，小児夜啼症，小児疳症

傷病名 基本名称	虚弱，神経症，不眠症，乳児の過度の啼泣，更年期症候群，高血圧症，動脈硬化症

原　典

『薛氏医案』：「抑肝散肝経の虚熱，搐を発し，或いは発熱して咬牙し，或いは驚悸して寒熱し，或いは木，土に乗じ，而して痰涎を嘔吐し，腹張り食少なく，睡臥安からざるを治す」
「若し大便調和し，煩渇して冷を飲み，目淡青色なるは，病気実して，而も形気虚するに属す．宜しく抑肝散を用いて之を平らぐべし」

『浅井腹診録』：「臍の左の辺より心下までも，動気の盛なるは，肝木の虚に痰火の甚しき証，北山人まさに抑肝散に陳皮（中）半夏（大）を加ふべし．験を取ること数百人に及ぶ．一子に非ざれば伝ふること勿れ」
撮要：撮とは，必要な部分だけをつかみとるの意味．撮要とは，要点を選び集めること．
驚風：小児の引きつけ，痙攣．

基本コンセプト

肝気鬱結により，脾胃の機能が抑制され，そのために肝気内風した状況

構成生薬(g)										生薬 1日分 (g)	エキス 含有量 (g)	1日 服用量	単位 薬価 (円)	1日 薬価 (円)
蒼朮	茯苓	当帰	川芎	柴胡	甘草	釣藤鈎	白朮	陳皮	半夏					
	4	3	3	2	1.5	3	4	3	5	28.50	6.10	9.0 g	10.10	90.90
4	4	3	3	2	1.5	3		3	5	28.50	4.50	7.5 g	15.90	119.25
	4	3	3	2	1.5	3	4	3	5	28.50	5.00	7.5 g	14.60	109.50

に使用する. 柴胡で疎肝しつつ, 釣藤鈎で内風を抑え, 当帰・川芎で血の流れを改善する.

臨床研究

文献 1) 胃腸および肺の悪性腫瘍の手術を受けた患者を対象に, 術後せん妄の予防と治療に対する TJ-54(抑肝散)の有効性および安全性を評価した研究. 70 歳以上の, 胃もしくは肺悪性腫瘍の手術後の患者(n = 186)を周術期ケア中(手術前の 7 日～手術後の 4 日までの間)TJ-54 治療群と, 通常治療群とに 1：1 で割り付け, せん妄の徴候および症状は精神障害の診断および統計マニュアル IV を使用して評価した. 2 群間に著しい違いはなかった. せん妄の発生率は, TJ-54 群で 6.5％(6 人の患者), 対照群で 9.7％(9 人の患者)であり, 有意差はなかった(p = 0.419). しかしながら, ≦26 のミニメンタルステート検査(MMSE)スコアで分類された患者のうち, 術後せん妄は TJ-54 群で 9.1％, 対照群で 26.9％であり, TJ-54 による治療は, 対照群と比較して術後せん妄の発生率を減少させた.

文献 2) 膵臓手術後の術後せん妄に関係するリスク要因と発生率における

TJ-54の影響を明らかにするため，膵臓手術を受けた患者(n＝59)をTJ-54群(n＝21)とコントロール群(n＝38)に割り付け，日本語版せん妄評価尺度(DRS-J)を用いて評価を行った．結果として，2人のTJ-54群の患者，4人のコントロール群の患者が術後せん妄を発症した．DSR-Jを術後5日目に測定したところ，TJ-54群がコントロール群と比較して低い値を示した(p＝0.006)が，ボンフェローニ補正後の有意差はなく，医療費に関しても差はみられなかった．また，TJ-54で治療された術前不眠症の患者は，術前不眠症のない患者と比較して，術後せん妄の発生率が低かった．

文献3) 心臓手術を施行した乳幼児(n＝18)を対象に，抜管後よりデクスメデトミジン(DEX)の持続静注および抑肝散(YKS)投与(4時間ごとに0.1 g/kg)を行った．患者はYKSの投与法別に3群に分け，YKS投与なし6人(NY群)，YKS内服薬を胃管より注入6人(GY群)，YKS坐剤を直腸内投与6人(RY群)とし，鎮静レベル(RASS)または疼痛レベル(BOPS)が2以上となった場合にケタミンを投与し，ケタミン総投与量を3群で比較した．ケタミン投与を要した症例はNY群5例(83%)，GY群4例(67%)，RY群1例(17%)であった．体重あたりのケタミン総投与量は，NY群1.5 mg/kg/日に対し，RY群は0 mg/kg/日と有意に少なかったが，GY群は1.0 mg/kg/日と有意差を認めなかった．

文献4) 抑肝散加陳皮半夏の認知症の行動・心理症状(BPSD)治療への有用性に関し，有用性を特に示す症状や投与用量による違い，疾患別の有用性，セロトニン系神経に関連するBPSDへの有用性の有無を21例の連続例を対象に検討した結果，同剤を3.75 g/日および7.5 g/日内服した両群ともにNPI-10における総点の改善が統計学的有意差をもって認められ，下位項目の検討では，「興奮」および「異常行動」で有意差が得られた．一方，「不安」や「易刺激性」に関しては，傾向を有するものの有意差のある改善は認められなかった．

文献5) 認知症患者における行動・心理症状(BPSD)の改善について，抑肝散の有効性に関するランダム化比較試験(RCT)を集めたメタアナリシス(5つのRCT，n＝381)．抑肝散はプラセボ＋通常治療(UC)

のコントロール群と比較して BPSD のトータルスコアを有意に減少させ，BPSD サブスケールスコアの減少においてより有効であった．しかしながら，抑肝散はアルツハイマー病患者に関しては，BPSD トータルスコアおよびサブスケールスコアに関してプラセボ＋UC に勝る有効性はなかった．UC と比較して抑肝散は ADL の値を改善した．

文献 6）70 歳以上の大腿骨頸部骨折の手術を予定された患者（n＝40）を抑肝散群（n＝20）と対照群（n＝20）に無作為に分け，7〜14 日間の抑肝散内服後に手術を施行，術後も手術翌日から 3 週間継続して投与した．対照群にはプラセボではなく，抑肝散内服に要する水分のみを同量内服し，両群とも同じ麻酔薬を用いた全身麻酔による術中管理を行った．認知機能検査（mini-mental state examination：MMSE）と 3 項目 N 式老年者精神状態尺度（NM scale：NMS）を組み合わせて評価した．術後 3〜7 日目では，NMS では両群間に有意差はみられなかったが，MMSE で抑肝散群は対照群と比較して有意な認知機能の改善を示した．さらに，術後 7〜21 日目の評価終了時点までは，NMS と MMSE の両評価法で抑肝散群は対照群と比較して有意な認知機能の改善が認められた．

文献 7）治療抵抗性統合失調症患者における抑肝散（TJ-54）の有効性と安全性を検討した研究．抗精神病治療中の入院患者（n＝120）を無作為に割り付け，4 週間の追跡調査期間中，精神病理学は陽性および陰性症候群尺度（PANSS）を用いて評価した．TJ-54 は治療抵抗性統合失調症における PANSS スコアの低下においてプラセボより優れている傾向を示したが，その差は統計学的に有意ではなかった．しかし，TJ-54 群は，プラセボ群と比較して，個々の PANSS サブスケールスコアにおいて統計的に有意な改善を示した．

文献 8）認知症患者の行動心理学的症候（BPSD）の薬物療法の有効性と忍容性を検討するために，作用機序の異なる抗精神病薬のリスペリドン，抑肝散，選択的セロトニン再取り込み阻害薬のフルボキサミンの 3 剤を用いて比較検討を行った．結果として，3 剤ともに同等の有効性が認められた．一方で，忍容性は抑肝散とフルボキ

サミンがリスペリドンよりも優れていた．以上の結果をまとめる
と，BPSD の薬物治療にはリスペリドンより抑肝散やフルボキサ
ミンが推奨され，BPSD 治療における抑肝散の有用性が示唆され
た．

基礎研究

文献 9) アルツハイマー病の老化促進モデルマウス(SAMP8)における学
習能力，海馬細胞増殖および神経超微細構造的特徴に対する抑肝
散(YKS)の効果を調べた研究．5 か月齢のオスの SAMP8 マウスを
実験群と対照群に割り当て，実験マウスには 0.15％の YKS 水溶液
を 8 週間経口投与し，対照群には水を自由に摂取させた．学習能
力はモリス水迷路試験で評価し，海馬細胞増殖はブロモデオキシ
ウリジン免疫組織化学的方法を用いて調べた．YKS との投与は，
歯状回における海馬細胞増殖を改善し，SAMP8 マウスにおける
学習障害を改善した．対照群のマウスの海馬ニューロンには多数
のリポフスチン封入体が存在したが，YKS 投与後のマウスにはほ
とんどみられなかった．YKS 投与後は，ミエリン鞘はより厚く，
シナプス後密度の長さはより長かった．YKS を投与すると，
SAMP8 マウスにおける学習障害が改善され，これは少なくとも
部分的には，ニューロンの老化過程，神経形成，ミエリン鞘およ
び海馬におけるシナプス可塑性を遅らせることによって媒介され
たと考えられる．

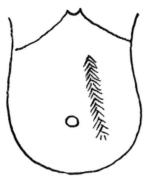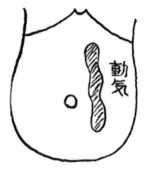

「如図、左方悉ク
動気アル者痰ノ甚
シキ也、肝木之虚
ニ属ス、
治方、抑肝散導痰
湯合方」

「如此、臍ノ左ノ近辺ヨリ心
下迄モ動気ノ盛ナルハ、肝木
之虚ニ痰火ノ甚シキ証、北山
人当ニ抑肝散ニ陳皮中、半夏
大ヲ加フベシ。験ヲ取ルコト
数百人ニ及ブ、一子ニ非レバ
伝フルコト勿レ。」

▲浅井南溟『浅井家腹舌秘録』

文　献

1) Sugano N, et al：Mol Clin Oncol, 7(4)：569-573, 2017.
2) Mizuno S, et al：Dig Surg, 35(1)：1-10, 2018.
3) 永渕弘之ほか：日集中医誌，24(3)：345-347，2017.
4) 眞鍋雄太ほか：老年精医誌，27(4)：438-447，2016.
5) Matsunaga S, et al：J Alzheimers Dis, 54(2)：635-643, 2016.
6) 恵川宏敏ほか：脳21，1(4)：271-274，2015.
7) Miyaoka T, et al：Evid Based Complement Alternat Med, 201592, 2015.
8) 栗田征武：脳21，18(4)：249-252，2015.
9) Azuma K, et al：Biol Pharm Bull, 41(10)：1593-1599, 2018.

100 大建中湯
だいけんちゅうとう

メーカー	剤形	効能・効果	
小太郎	細粒	腹壁胃腸弛緩し，腹中に冷感を覚え，嘔吐，腹部膨満感があり，腸の蠕動亢進とともに，腹痛の甚だしいもの 胃下垂，胃アトニー，弛緩性下痢，弛緩性便秘，慢性腹膜炎，腹痛	
ツムラ	顆粒	腹が冷えて痛み，腹部膨満感のあるもの	

傷病名 基本名称	腹部膨満，蠕動亢進，胃下垂，慢性腹膜炎，腹痛症，嘔吐症，心因性胃アトニー，下痢症，弛緩性便秘症

原 典

『金匱要略』：「心胸の中，大いに寒えて痛み，嘔して飲食すること能わ
　　　　　　　ず，腹中の寒上衝し，皮起き出でて頭足有るを見る．上下
　　　　　　　痛みて触れ近づくべからざるは大建中湯之を主る」
　　　　　　　「一炊頃如りにして粥二升を飲むべし．後，更に服して当に
　　　　　　　一日，糜を食してこれを温め覆う」

基本コンセプト

　腹中（脾胃）が冷えることによって起こっている病態全般に適応がある．
特に術後イレウスへの効果はよく知られている．

臨床研究

文献　1）S状結腸または直腸結腸がんの開腹手術を受けている患者におけ
　　　　る大建中湯による胃腸機能回復促進効果の検討．プラセボ投与群
　　　　と大建中湯投与群にランダムに割り付け，71例の患者（大建中
　　　　湯：n＝38，プラセボ：n＝33）を統計的に分析した．6時間後の小

構成生薬(g)				生薬 1日分 (g)	エキス 含有量 (g)	1日 服用量	単位 薬価 (円)	1日 薬価 (円)
乾姜	山椒	人参	粉末飴					
5	2	3	20	10.00	2.10 + 20.00	27.0 g	5.80	156.60
5	2	3	10	10.00	1.25 + 10.00	15.0 g	9.60	144.00

腸の肛門側の放射線不透過性マーカーの数は，大建中湯群でプラセボ群より有意に高かった（15.19 対 10.06，p＝0.008）が，総通過分析結果および最初の平均時間 2 つの群の間で有意差はなかった．大建中湯は，遅延胃排出の改善に正の効果を示し，術後の早期経口摂取に寄与する可能性がある．

文献 2）肝切除後の胃腸障害に対する大建中湯（TU-100）の有効性を評価したプラセボ対照多施設第Ⅲ相試験．TU-100 は最初の排便時間がプラセボ対照よりも有意に早く，肝切除後のグレード B 肝障害患者の胃腸運動障害を改善し，血清 CRP レベルを低下させた．また，TU-100 に関連した重大な有害事象は試験中には発生しなかった．

文献 3）大建中湯が結腸癌切除目的の開放結腸切除術を受けた患者における胃腸活動促進効果を検討した研究．336 人の患者をランダム化割付（大建中湯：n＝174，プラセボ：n＝162）．最初の排便までの時間は，2 つの群の間で有意差はなかった．プラセボ群では，術後 8 日目（p＝0.016）に硬い便が有意に多かった．大建中湯群の排便頻度は，プラセボ群（p＝0.024）と比較して術後 8 日目に有意に低かった．

文献 4）クローン病患者の 3 年間の再手術率に対する大建中湯による術後

維持療法の効果を評価した研究．術後再発の予防のため，5-アミノサリチル酸，アザチオプリンまたは大建中湯を投与し，評価した．再手術 3 年目の再手術率は，大建中湯群では非大建中湯群（11.3 対 24.5%，p＝0.01）より有意に低く，術後 5-アミノサリチル酸群でも非手術群よりも有意に低かった（14.8 対 29.6%，p＝0.0049）．多変量コックス解析では，クローン病患者の 3 年後の再手術率と手術後大建中湯（p＝0.035）および術後 5-アミノサリチル酸（p＝0.022）が有意に相関があった．

文献 5) カプセル内視鏡前の前処理としてのポリエチレングリコール（PEG）と大建中湯（DKT）の同時投与効果を評価した研究．前処理なしのコントロール群（n＝133），PEG 経口投与群（n＝20），PEGおよび DKT 経口投与群（n＝25）とした．PEG＋DKT 群の画像は対照群のそれよりも有意に検査率が高かった（p＜0.05）が，PEG 群と対照群との間に有意差はなかった．小腸全体検査率は，対照群および PEG＋DKT 群よりも PEG 群で有意に低かった（p＜0.05）．PEG と DKT の併用は画像の定義を改善し，カプセル内視鏡検査での PEG による完全小腸検査率の低下を防いだことが示唆された．

文献 6) 便秘症状のある脳血管後遺症患者に対する便秘改善効果の検討．通常治療＋漢方内服群（n＝17）と通常治療のみの群（n＝17）に分け，大建中湯 4 週間内服後に評価した．通常治療＋漢方グループでは，4 週間の大建中湯内服により，便秘臨床スコアは平均 8.0 点から 6.0 点へ，また腸内ガス量は平均 16.3% から 9.9% へと改善した．通常治療のみの群では，便秘臨床スコア，腸内ガス量はいずれもほとんど変化がなかった．

基礎研究

文献 7) 抗炎症作用を誘導する大建中湯（DKT）の各生薬の抗炎症活性を評価した研究．乾姜（ZSR）は DKT 処理と同様に効果的に分化のクラスター 68（CD68）陽性マクロファージの浸潤を阻害した．TRPA1 アンタゴニストは，ZSR によるマクロファージ浸潤の改

善を有意に阻害した．ZSR によるマクロファージ浸潤の阻害は，$a7nAChR$ および 5-ヒドロキシトリプタミン 4 受容体（5-HT4R）ノックアウトマウスの両方で阻害された．

文献 8） マウス小腸由来の培養 ICC のペースメーカー電位（PP）に対する大建中湯（DKT）の影響を検討した研究．DKT は脱分極し，濃度依存的に PP の振幅を減少させた．Y25130（5-HT3 レセプターアンタゴニスト）または SB269970（5-HT7 レセプターアンタゴニスト）は，DKT 誘発 PP 脱分極をブロックしなかったが，RS39604（5-HT4 レセプターアンタゴニスト）は阻害した．メトクラミン（ムスカリン M2 受容体アンタゴニスト）は，DKT 誘発 PP 脱分極を阻止することができなかったが，4-ジフェニルアセトキシ-N-メチルピペリジンメチオジド（ムスカリン M3 受容体拮抗薬）を前処理することにより，DKT 誘発 PP 脱分極の遮断が促進された．人参と生姜は PP を脱分極させたが，山椒（DKT の第 3 成分）は PP を過分極化した．これらの結果は，DKT が，5-HT4 および M3 受容体を刺激することにより，内的または外的 Ca^{2+} 依存的様式で ICC PP を脱分極することを示唆している．

文献 9） 大建中湯（DKT）が各種癌細胞に対して抗腫瘍効果を発揮すること，DKT の成分である山椒の抗腫瘍因子を示唆した研究．

文献 10） マウスモルヒネ誘発性便秘モデルを用いて大建中湯の有効性ならびに作用機序の検討をした研究．大建中湯（75 mg/kg）投与によってのみ排便量の低下が有意に抑制された．Krebs 液に希釈した大建中湯（2％，4％，10％）を腸管に直接投与したところ，いずれも 2％では明らかな変化はなかったが，上部小腸は 4％で収縮が促進し，10％では抑制された．また，直腸は 4％または 10％の投与で，用量依存的に運動が抑制された．大建中湯をモルヒネ投与 60 分前または同時に投与した群と比較し，モルヒネ投与 60 分後に投与した群では排便量が有意に抑制された．また，大建中湯の投与はモルヒネの鎮痛作用に影響しなかった．また，上部小腸，直腸ともにモルヒネ投与によって ICC 数は減少したが，大建中湯投与によってその減少は有意に抑制された．大建中湯（75 mg/kg）の投与はモルヒネ慢性投与による排便量の低下を有意に

改善したが，それ以上の高用量の投与では効果は認められなかった．また，モルヒネ投与後に大建中湯を投与しても効果が得られなかったことから，投与量や投与のタイミングが大切であると考えられる．

文献 11）大建中湯（DKT）の潰瘍性大腸炎（UC）モデルマウスに対する効果と，その抗炎症メカニズムを評価した研究．DSS＋DKT 群の結腸長は DSS 群の結腸長よりも長かった（平均値：6.11 対 5.69 cm，p＜0.05）．さらに，DSS 群と比較して，DSS＋DKT 群は血清ヘモグロビンのレベルを有意に高く維持し（13.1 対 10.7 g/dL，p＜0.05），IL-10 の有意に高い発現レベルを示した（p＜0.05）．2％DSS＋DKT 群は，2％DSS 群よりも有意に生存時間が長かった（70 対 44 日，p＜0.01）．

文　献

1）Katsuno H, et al：J Gastroenterol, 51（3）：222-229, 2016.
2）Shimada M, et al：Int J Clin Oncol, 20（1）：95-104, 2015.
3）Katsuno H, et al：Jpn J Clin Oncol, 45（7）：650-656, 2015.
4）Kanazawa A, et al：Surg Today, 44（8）：1506-1512, 2014.
5）Suzuki K, et al：The Bulletin of the Yamaguchi Medical School, 61（1-2）：7-13, 2014.
6）沼田健裕ほか：漢方と最新治療，24（2）：145-152，2015.
7）Endo M, et al：Neurogastroenterol Motil, 2017.
8）Kim H, et al：Pharmacogn Mag, 13（49）：141-147, 2017.
9）Nagata T, et al：J Nat Med, 70（3）：627-633, 2016.
10）芳田悠里ほか：昭和学士会雑誌，75（3）：320-328，2015.
11）Matsunaga T, et al：Gastroenterol Res Pract, 2017.

108 人参養栄湯
にんじんようえいとう

メーカー	剤形	効能・効果	
小太郎	細粒	やせて血色悪く，微熱，悪寒，咳嗽がとれずに倦怠感が著しく，食欲不振で精神不安，不眠，盗汗などもあり，便秘気味のもの 病後または産後の体力増強，虚弱体質	
ツムラ	顆粒	病後の体力低下，疲労・倦怠感，食欲不振，寝汗，手足の冷え，貧血	
クラシエ	細粒	病後の体力低下，疲労・倦怠感，食欲不振，寝汗，手足の冷え，貧血	

傷病名 基本名称	食欲不振，寝汗，貧血，微熱，悪寒，倦怠感，疲労感，冷え症，咳，不安症，不眠症，便秘症，虚弱

原 典

『太平恵民和剤局方』：「脾肺倶に虚し，発熱，悪寒，四肢倦怠，肌肉消痩，面黄，短気，食少なく，瀉を作し，驚悸，自汗，若しくは気血虚して諸症を現わすを治す」

基本コンセプト

四物湯＋四君子湯から川芎を去って陳皮，遠志，五味子を足した方剤であることから，構成生薬が相似している十全大補湯よりも補陰作用，化痰（痰をめぐらす）作用が強く，かつ気を収斂させる．

臨床研究

文献 1）アルツハイマー病（以下，AD）患者の認知障害および気分状態について，人参養栄湯（NYT）の長期的効果を評価した．Mini-mental state examination の結果は，非投与群・ドネペジルおよび NYT の併用群間で有意差は認められなかった．アルツハイマー病評価尺度-認知コンポーネントにおいてドネペジルおよび NYT の併用

構成生薬(g)												生薬1日分(g)	エキス含有量(g)	1日服用量	単位薬価(円)	1日薬価(円)
地黄	当帰	白朮	茯苓	人参	桂皮	遠志	芍薬	陳皮	黄耆	甘草	五味子					
4	4	4	4	3	2.5	2	2	2	1.5	1	1	31.00	9.20	15.0 g	11.50	172.50
4	4	4	4	3	2.5	2	2	2	1.5	1	1	31.00	6.00	9.0 g	21.80	196.20
4	4	4	4	3	2.5	2	2	2	1.5	1	1	31.00	6.70	7.5 g	24.40	183.00

療法を受けた患者で, 有意に認知症の改善および AD 関連うつ病の緩和を示した.

文献 2) 人参養栄湯(NYT)により, RBV 誘発貧血が改善できるか検討した研究. 慢性 C 型肝炎患者 23 例を無作為抽出してインターフェロンアルファ 2b + RBV(NYT 群)または無し(対照群)NYT で治療した. 2 つの群の間に生化学的およびウイルス学的応答に有意差はなかった. 対照群と比較して NYT 群で貧血が有意に減少した. NYT 群(2.59 ± 1.10 g/dl)における Hb の最大減少は, 対照群(3.71 ± 0.97 g/dl)より有意に小さかった($P = 0.026$).

文献 3) 婦人科癌の化学療法による骨髄抑制に対する, 人参養栄湯投与による改善効果評価の研究. Arm 1:化学療法 2 コース目開始の 1〜2 週前から人参養栄湯を投与した群, Arm 2:人参養栄湯非投与群. 好中球数が 1,000 未満の期間は 3 コース目で Arm 1 が Arm 2 より有意に短かった. G-CSF の投与総量も 3 コース目で Arm 1 が Arm 2 より有意に少なかった. ヘモグロビンの最低値は, 1 コース目に比べて 2 コース目は, Arm 1 では有意に低値となったが, Arm 2 では有意に低値とならなかった.

文献 4) 人工膝関節置換術(TKA)における人参養栄湯(NYT)の術後感染予防効果を検討した研究. 術後の抗菌薬使用期間, 術後の解熱ま

でに要した期間は NYT 群で有意に短かった.

文献 5) 自己血貯血後の貧血に対する人参養栄湯の併用効果を検討した研究. 鉄剤単独群に対して, エリスロポエチンと人参養栄湯併用群は術前採血時において有意に赤血球数, ヘモグロビン値, ヘマトクリット値の上昇が見られた. 一方で, エリスロポエチン併用群では有意差を認めなかった.

文献 6) 月経過多による鉄欠乏性貧血に対して人参養栄湯の有効性を評価した封筒法によるランダム化比較試験. 投与前後の変化率において人参養栄湯群で有意にヘモグロビン値が上昇した($p < 0.01$).

基礎研究

文献 7) ヒト臍帯静脈の内皮細胞に対する人参養栄湯の効果を検討した研究. 人参養栄湯は, 静脈を収縮させて血圧を上昇させることが知られているエンドセリン-1 産生の阻害および分解を促進し, 血管興奮作用を有することが知られている一酸化窒素の合成を促進することを見出した. 我々はまた, 人参養栄湯がインターロイキン 1-β(IL-1β)産生を加速することも見出した. IL-1β は, 例えば血液凝固に対して抗血栓効果を有することが知られている組織プラスミノーゲンアクチベーターの産生など, 免疫および炎症における生体の恒常性を維持するうえで重要な役割を果たす物質で, 抗血栓作用を持つ. したがって, 人参養栄湯はヒトの静脈内皮細胞の生理学的機能を促進するのに有効であることが *in vitro* で示唆された.

文献 8) ヒト大動脈の内皮細胞に関連した人参養栄湯の効果を検討した研究. 人参養栄湯は細胞増殖促進効果をもたらし, 血管収縮剤および昇圧剤として作用するエンドセリンの分解の合成および促進を抑制した. また, 抗血栓症および血小板凝固抑制効果を示すプロスタサイクリン合成の促進が観察された. この結果は, 人参養栄湯がヒト大動脈内皮細胞の生理学的機能を促進することを *in vitro* で示唆した.

文献 9) Werner 症候群の線維芽細胞の 3 例に対する人参養栄湯の効果を

調べた．人参養栄湯で治療された群は，人参養栄湯で治療されなかった群と比較して，生存率が改善した．また，3例すべての処置群は，DNA合成速度において有意に高い値を示したが，これはタンパク質合成速度が有意に高い2例を含む．

文　献

1）Kudoh C, et al：Psychogeriatrics, 16（2）：85-92, 2016.
2）Motoo Y, et al：World J Gastroenterol, 11：4013-4017, 2005.
3）小田隆晴ほか：山形県立病院医学雑誌，9：5-6，2004.
4）熊木昇二：Progress in Medicine, 23（11）：2993-2996, 2003.
5）青江尚志ほか：自己血輸血，10：145-151，1997.
6）柳堀　厚ほか：臨床と研究，72：2605-2608，1995.
7）Uchiyama Y, et al：Am J Chin Med, 25（2）：197-204, 1997.
8）Uchiyama Y, et al：Am J Chin Med, 22（3-4）：293-299, 1994.
9）Uchiyama Y, et al：Am J Chin Med, 20（3-4）：295-305, 1992.

Kampo Medicine
経方理論への第一歩

生薬および製剤一覧

索　引

著者略歴 ————

小川　恵子
（おがわ　けいこ）

愛知県名古屋市生まれ
1997年　名古屋大学医学部卒業
　　　　名古屋第一赤十字病院にて外科研修
2004年　名古屋大学大学院医学研究科博士課程，博士号取得
　　　　同大学医学部小児外科，博士号取得
2005年　あいち小児保健医療総合センター，医長

2年ほど漢方医学を本格的に勉強しようと
2006年　あきば伝統医学クリニック，常勤医
2007年　千葉大学医学部附属病院和漢診療科，医員

さらに漢方医学の勉強を深めたくなり，漢方医学の勉強を継続，江部洋一郎先生
の直接のご指導を仰ぐようになる．
2011年　金沢大学附属病院耳鼻咽喉科・頭頸部外科　和漢診療外来，特任准教授
2015年　金沢大学附属病院漢方医学科，臨床教授

現在は，漢方薬や鍼灸の安全性や効果の基礎・臨床研究を行っている．さらに，
漢方医学的診断の客観化の研究を進めている．

＜指導医・専門医＞
・日本東洋医学会指導医
・日本外科学会専門医
・日本小児外科学会専門医

Kampo Medicine 経方理論への第一歩
（けいほう　り　ろん）　　（だいいっ　ぽ）
————

2020年7月15日　第1版第1刷発行（検印省略）

著　者　小　川　恵　子
　　　　（お）（がわ）（けい）（こ）
発行者　末　定　広　光
発行所　株式会社　全日本病院出版会
　　　　東京都文京区本郷3丁目16番4号7階
　　　　郵便番号 113-0033　電話（03）5689-5989
　　　　　　　　　　　　　FAX（03）5689-8030
　　　　郵便振替口座　00160-9-58753
　　　　　　　　印刷・製本　三報社印刷株式会社